Reiner Marquard

Mathias Grünewald und der Isenheimer Altar

Reiner Marquard

Mathias Grünewald und der Isenheimer Altar

Erläuterungen – Erwägungen – Deutungen

Calwer Verlag Stuttgart

Die Deutsche Bibliothek – CIP-Einheitsaufnahme

Marquard, Reiner:
Mathias Grünewald und der Isenheimer Altar:
Erläuterungen – Erwägungen – Deutungen
Reiner Marquard. – Stuttgart:
Calwer Verl., 1996

ISBN 3-7668-3463-0

Umschlaggestaltung: Karin Sauerbier, Stuttgart
Satz: Karin Klopfer, Calwer Verlag
Druck und Verarbeitung: Gutmann + Co., Heilbronn

Inhalt

Geleitwort von Pantxika Béguerie

– Übersetzung auf Seite XI–XIV –

*»Bien que les dons de l'art viennent de Dieu,
l'ignorance est leur plus grand ennemi;
c'est pourquoi celui qui ne les comprend
pas n'a point à prononcer de jugement ici«
[Abel Stymmer]*

(Texte relevé en 1781 au revers de la caisse du Retable d'Issenheim)

Le Dr. Reiner Marquard aborde dans son ouvrage sur le Retable d'Issenheim tous les problèmes que soulève inévitablement ce chef-d'œuvre à l'histoire complexe. Sa maîtrise du sujet, dont fait preuve son importante bibliographie, lui permet de poser les bonnes questions concernant la fonction du retable au sein de la commanderie des Antonins, ainsi que l'identité de ses auteurs – peintre et sculpteur.

L'auteur propose ainsi une approche particulière de la conception du retable. Nous le savons, celui-ci présente des scènes de l'Enfance et de la Passion du Christ, et deux épisodes de la vie de saint Antoine, patron de la commanderie.

L'ensemble s'articule de façon logique et forme un tout où il est difficile de vouloir étudier tel ou tel panneau en l'isolant de son contexte. Nous ne savons si un tel programme a été élaboré par l'artiste ou par le commanditaire. Cette cohérence avait en outre entraîné les historiens d'art à une lecture plus approfondie des panneaux: la *Résurrection*, en l'occurence, cacherait les représentations symboliques de la Transfiguration et de l'Ascension, et la *Crucifixion* l'image du Jugement Dernier où la Vierge et Jean-Baptiste encadrent le Christ. Les phases importantes de la Passion étaient ainsi présentes à Issenheim. Dr. Reiner Marquard va plus loin encore, et propose une lecture multiple où s'équilibre »Das christliche Zeugnis« et »Gottes heilsgeschichtliches Handeln«. Il est difficile de pouvoir souscrire entièrement à cette hypothèse qui impliquerait une démarche complexe de la part du concepteur de l'œuvre, mais il s'agit d'une idée intéressante, surtout lorsque l'on sait dans quelles conditions les fidèles voyaient le retable. Celui-ci, placé dans le chœur de l'église d'Issenheim, était offert à la vue des malades. Dès l'admission à l'hôpital, ils étaient conduits dans l'église, non pas dans l'attente d'un miracle, mais pour y trouver consolation et réconfort. Pèlerins et infirmes se mettaient sous la protection de saint Antoine qui les recevait, imposant et majestueux, assis au centre du retable. A cette première image venaient s'adjoindre celle de la lutte du saint contre les démons puis celle de la souffrance du Christ sur la croix; autant de réponses aux douleurs des malades du feu de saint Antoine.

La position exacte des panneaux fixes constitue un deuxième point étudié par Dr. Reiner Marquard. Actuellement, au musée, *Saint Antoine* est à droite de la *Crucifixion*, *Saint Sébastien* à gauche; avant 1965, c'était l'inverse. Le présent livre fait le point sur les arguments avancés par les thèses en opposition. En tant que conservateur chargé du Retable d'Issenheim, la prudence m'interdit de prendre position. En effet, dans les deux cas une argumentation logique peut être trouvée. Il va donc falloir une étude technique approfondie, nécessitant le démontage des panneaux, afin de pouvoir définir avec exactitude leur emplacement. Car la science vient souvent en aide aux historiens d'art: ainsi, ce que l'on considérait être la signature de Grünewald aux pieds de saint Sébastien, s'avère être un ancien numéro d'inventaire peint ultérieurement sur le panneau.

Concernant la représentation peinte de Grünewald, Dr. Reiner Marquard propose de voir le visage du peintre caché dans l'une des colonnes du baldaquin du *Concert des Anges*. Ce souci d'humilité correspondrait assez bien à Grünewald qui à l'opposé d'un de ses contemporains, a bien peu fait parlé de lui. Albrecht Dürer s'est représenté maintes fois, et son désir d'être connu et reconnu auprès d'une clientèle de marchands est contraire à l'esprit de Grünewald, peintre dont la plupart des commandes émanent de religieux. Pourtant, cette présence mystérieuse est peu convaincante, et encore moins étayée de preuves que ne l'est la représentation de Grünewald en saint Sébastien ou en saint Paul. Aucun portrait du peintre n'existe;

le dessin d'Erlangen, longtemps considéré comme un autoportrait, porte un monogramme et une signature apocryphes. De plus, les traits de ce personnage différent de ceux de saint Sébastien, de saint Paul, et du masque esquissé dans le *Concert des Anges.*

Il est complexe de donner un visage à un homme dont la biographie reste mystérieuse; son nom lui-même est une énigme. Les anciens témoignages des XVIe et XVIIe siècles sur Issenheim ne le mentionnent jamais; ils citent un Mathias ou Matthieu né à Aschaffenbourg auteur d'un chef-d'œuvre à Issenheim. Le nom de Grünewald est pour la première fois employé dans l'ouvrage de Joachim von Sandrart consacré aux peintres et aux sculpteurs allemands, publié en 1675. A ces textes viennent s'ajouter la découverte d'un monogramme M. G. N. sur deux œuvres de même style que le Retable d'Issenheim: en bas à droite du panneau de *Saint Laurent*, volet du Retable Heller, peint en 1510, et sur le cadre du Retable d'Aschaffenbourg, peint vers 1517. A qui correspondent ces initiales? Plusieurs hypothèses ont circulé. La plus fréquemment retenue assimile Grünewald à Mathis Nithardt de Wurtzbourg. Il meurt à Halle en 1528 où il est nommé Nithardt ou Gothart. Une autre proposition fait de Mathys Grün le peintre d'Issenheim. Ce dernier est cité comme »Matheus Grue von Isenach« (Issenheim?), mort à Reichenberg en 1532. Dr. Reiner Marquard présente toutes ces hypothèses et confirme la difficulté pour les historiens de cerner la personalité de Grünewald. Un livre actuellement en préparation propose de l'identifier à un certain Maître Mathis, peintre ayant circulé à plusieurs reprises an Alsace et dans la région de Belfort. Ses relations avec la noblesse rhénane et les hommes d'église, furent à l'origine de commandes émanant du seigneur de Belfort, et des Antonins d'Issenheim.

L'auteur des sculptures de la caisse pose moins de problèmes; Nicolas de Haguenau est un sculpteur actif dans la région de Strasbourg de 1485 à 1516. Nous ne conservons malheureusement aucun document relatif à la commande des statues d'Issenheim à ce maître. En revanche, la comparaison stylistique des sculptures du retable avec des œuvres authentifiées de Nicolas de Haguenau et de son atelier, permettent de les lui attribuer y compris la prédelle composée du Christ sauveur et des apôtres. Cette partie a longtemps été donnée à un certain »Beychel«, hypothèse dénuée de tout fondement, qui repose sur une confusion. Au revers de deux groupes d'apôtres sont inscrits les mots »beychel« (hache) et »bock« (massue).

Ces mentions pourraient être une allusion à des attributs perdus, Matthieu ou Matthias pour la hache, Jude-Thaddée pour la massue. Quoiqu'il en soit, les rapprochements stylistiques entre les bustes de la prédelle et la *Déploration du Christ* conservée au Collège Saint-Etienne de Strasbourg, sont irréfutables. Cette dernière sculpture provient de la prédelle du *Fronaltar* de la Cathédrale de Strasbourg, chef-d'œuvre de Nicolas de Haguenau et de son atelier en 1501.

Comme nous venons de le voir, le Retable d'Issenheim soulève de nombreuses polémiques. L'ouvrage du Dr. Reiner Marquard à le double mérite de présenter objectivement toutes les thèses qui souvent s'affrontent, et d'ouvrir de nouvelles voies de recherches qu'il sera passionnant d'explorer.

Geleitwort von Pantxika Béguerie

– Übersetzung –

»Wiewohl d'Kunst Gaaben Gottes sindt
ist Unverstandt jer gröster Feindt
Darumb wer solche nit verstät
allhie nichts zu urtheilen hat«
[Abel Stymmer]

(1781 auf der Rückseite des Schreins des Isenheimer Altars entdeckter Text)

In seinem Werk über den Isenheimer Altar spricht Dr. Reiner Marquard alle Fragen an, die dieses Meisterwerk mit seiner komplexen Geschichte unvermeidlich aufwirft. Seine Fachkenntnisse, von denen seine umfangreiche Bibliographie Zeugnis gibt, erlauben ihm, die richtigen Fragen über die Funktion des Retabels im Antoniterkloster und über die Identität seiner Erschaffer – des Malers und Bildhauers – zu stellen.

Der Autor stellt eine eigene These über die Konzeption des Altars auf. Dieser zeigt bekanntlich Szenen aus der Kindheit und der Leidensgeschichte Christi sowie zwei Episoden aus dem Leben des Heiligen Antonius, des Schutzherrn des Klosters.

Das Ensemble ist logisch aufgebaut und stellt eine Einheit dar, in der man kaum die eine oder andere Tafel losgelöst aus dem Zusammenhang untersuchen kann. Wir wissen nicht, ob der Künstler oder der Auftraggeber ein solches Programm ausgearbeitet hat. Dieser innere Zusammenhang hat die Kunsthistoriker dazu angeregt, tiefer in die Darstellungen der Tafeln zu schauen: die *Auferstehung* verbarg symbolische Darstellungen der *Verklärung* und der *Himmelfahrt*, und die *Kreuzigung* verbarg das Bild des *Jüngsten Gerichts*, in dem Christus zwischen Maria und Johannes dem Täufer erscheint. Die wichtigen

Stationen der Leidensgeschichte waren damit in Isenheim präsent. Dr. Marquard geht sogar noch weiter und nimmt eine mehrfache Auslegung vor, in der es ein Gleichgewicht zwischen »dem christlichen Zeugnis« und »Gottes heilsgeschichtlichem Handeln« gibt. Eine solche Hypothese, die ein komplexes Vorgehen des Planers des Werks impliziert, ist nicht leicht zu akzeptieren, aber es ist doch ein interessanter Gedanke, hauptsächlich wenn man weiß, unter welchen Bedingungen die Gläubigen den Altar sahen. Der Altar im Chor der Kirche von Isenheim war so ausgerichtet, daß er im Blickfeld der Kranken stand. Gleich nach ihrer Aufnahme ins Hospital wurden sie in die Kirche geführt, nicht in Erwartung eines Wunders, sondern um Trost und Stärkung zu finden. Pilger und Kranke stellten sich unter den Schutz des Heiligen Antonius, der sie eindrucksvoll und majestätisch, in der Mitte des Retabels sitzend, empfing.

Zu diesem ersten Eindruck fügten sich dann Bilder des Heiligen in seinem Kampf gegen die Dämonen, dann die des Leidens Christi am Kreuz; wie als Antwort auf die Schmerzen der Kranken war das Feuer des Heiligen Antonius zu sehen.

Die genaue Position der feststehenden Tafeln stellt einen zweiten Punkt dar, den Dr. Marquard untersucht hat. Derzeit befindet sich im Museum der Heilige Antonius rechts von der *Kreuzigung* und der Heilige Sebastian links; vor 1965 war es umgekehrt. In seinem Buch werden die von den Gegnern seiner These vorgebrachten Argumente richtiggestellt. Ich selbst kann in meiner Eigenschaft als Konservatorin, die für den Isenheimer Altar zuständig ist, keine Stellung nehmen. Tatsächlich kann man beiden Seiten eine logische Argumentation nicht absprechen. Daher wäre eine weitergehende technologische Untersuchung erforderlich, bei der die Tafeln abgenommen werden müßten, um ihre Anordnung mit Bestimmtheit definieren zu können. Denn die Naturwissenschaft kommt den Kunsthistorikern oft zu Hilfe: was zum Beispiel als Signatur von Grünewald zu Füßen des Heiligen Sebastian betrachtet wurde, hat sich inzwischen als alte Inventarnummer erwiesen, die später auf die Tafel gemalt wurde.

In der Darstellung von Grünewald meint Dr. Marquard das Gesicht des Malers in einer der Säulen des Baldachins im *Konzert der Engel* versteckt zu sehen. Diese Bescheidenheit paßt zwar gut zu Grünewald, der im Gegensatz zu einem seiner Zeitgenossen wenig von sich reden machte. Albrecht Dürer hat sich häufig dargestellt, und sein Bestreben, bei einer Klientel von Kaufleuten bekannt und anerkannt zu sein, war das genaue Gegenteil von Grünewalds Haltung, dessen Aufträge zum größten Teil von der Kirche kamen. Trotzdem ist diese geheimnisvolle Anwesenheit nicht sehr überzeugend und noch unbegründeter als die Darstellung Grünewalds im Heiligen Sebastian oder im Apostel Paulus. Es gibt kein Portrait des Malers; die Erlanger Zeichnung, die lange Zeit als Selbstportrait betrachtet wurde, trägt ein Monogramm und eine nicht authentische Signatur. Außerdem sind die Gesichtszüge dieser Figur anders als die des heiligen Sebastian, des Apostels Paulus und der skizzierten Maske im *Konzert der Engel*.

Es ist schwer, einem Mann, dessen Biographie ein Geheimnis bleibt, ein Gesicht zu geben; schon sein Name selbst ist ein Rätsel. In alten Urkunden des XVI. und XVII. Jahrhunderts über Isenheim wird er nie erwähnt; sie nennen einen Mathias oder Matthieu, geboren in Aschaffenburg, als Schöpfer eines Meisterwerks in Isenheim. Der Name Grünewald wird zum ersten Mal in einem 1675 erschienenen Buch über deutsche Maler und Bildhauer von Joachim von Sandrart genannt. Zu diesen Texten kommt die Entdeckung eines Monogramms M. G. N. auf zwei Werken im gleichen Stil wie der Isenheimer Altar: rechts unten auf der Tafel des *Heiligen Laurentius*, auf dem Flügel des Heller-Altars, gemalt im Jahr 1510, und auf dem Rahmen des Retabels von Aschaffenburg, der gegen 1517 gemalt wurde. Zu wem gehören diese Initialien? Hierzu sind mehrere Hypothesen im Umlauf. Die häufigste stellt Grünewald mit Mathis Nithardt von Würzburg gleich. Dieser starb 1528 in Halle, wo er Nithardt oder Gothart genannt wird.

Eine andere These sieht einen Mathys Grün als Maler von Isenheim. Letzterer wird als »Matheus Gruen von Isenach« (Isenheim?), gestorben 1532 in Reichenberg, genannt. Dr. Marquard stellt alle diese Hypothesen vor und bestätigt, wie schwer es für die Historiker ist, die Persönlichkeit von Grünewald zu fassen. In einem zur Zeit in Vorbereitung befindlichen Buch wird er mit einem gewissen Meister Mathis identifiziert, einem Maler, der häufig ins Elsaß und in die Gegend von Belfort reiste. Seine Beziehungen zum rheinischen Adel und zur Kirche führten zu Aufträgen des Lehnsherrn von Belfort und der Antoniter von Isenheim.

Weniger Kopfzerbrechen macht die Suche nach dem Schöpfer der Skulpturen des Schreins: Niclas von Hagenau (Nicolas de Haguenau) war ein Bildhauer, der 1485 bis 1516 in der Straßburger Gegend arbeitete. Leider gibt es keine Unterlagen, die belegen, daß dieser Meister mit den Skulpturen von Isenheim beauftragt wurde. Aber der stilistische Vergleich der Schreinfiguren des Altars mit den authentifizierten Werken von Niclas von Hagenau und seiner Werkstatt erlauben, sie ihm zuzuschreiben, einschließlich der Predella, die aus Christus dem Erlöser und den Aposteln besteht. Dieser Teil war lange Zeit einem »Beychel« zugeschrieben, eine Hypothese, die jeglicher Grundlage entbehrt und auf einer Verwechslung beruht. Auf der Rückseite der beiden Apostelgruppen stehen die Worte »beychel« (Axt) und »bock« (Keule). Dies könnte eine Anspielung auf die verlorenen Attribute sein, Matthieu oder Mattias für die Axt, Judas Thaddäus für die Keule. Wie dem auch sei, die stilistischen Ähnlichkeiten zwischen den Büsten der Predella und der *Beweinung Christi* im Kollegium Saint-Etienne in Straßburg sind unwiderlegbar. Diese letztere Skulptur steht in der Predella des Hochaltars (sog. *Fronaltar)* des Straßburger Münsters, dem 1501 geschaffenen Meisterwerk von Niclas von Hagenau und seiner Werkstatt.

Wie wir sehen, wirft der Isenheimer Altar zahlreiche Streitfragen auf. Dr. Marquards Buch hat das doppelte Verdienst, objektiv alle Thesen darzulegen, die oft auch im Widerstreit zueinander stehen, und der Forschung neue hochinteressante Wege zu öffnen.

Vorwort

Es ist eine Binsenweisheit, daß sich die Bedeutung eines Kunstwerkes mit seinem Überdauern wandelt (John Berger). Perspektiven verschieben sich und wechseln – im kleinen wie im großen Maßstab. Das Kunstwerk selbst ist demgegenüber kein eratischer Block, sondern fordert Perspektivenwechsel geradezu heraus. So weckt und bestärkt es Wahrnehmungskompetenz. Sein ästhetischer Reiz hält die Aufgabe wach: im Kunstwerk wahrnehmen, was dem Leben dienlich ist.

Mathias Grünewald und seinem Isenheimer Altar hat man diesbezüglich immer wieder Gewalt angetan. Festschreibungen auf diesen oder jenen Standpunkt – religiös oder politisch – waren immer auch der untaugliche Versuch, sich der Herausforderung einer verantwortlichen Auslegungsperspektive zu entziehen, um Zuflucht zu suchen bei vereinnahmenden und insofern ausschließenden religiösen oder politischen Konfessionen. Daß Mathias Grünewald ein Grenzgänger war und sein Altar in den Grenzlanden gemalt wurde, wollte man bestenfalls als Argument für jeweilige Heimholungen gelten lassen.

In diesem Buch wird versucht, sich Mathias Grünewald und seinem Altar anzunähern. Auch diese Auslegung hat ihre besondere Perspektive und insofern ihre Zeit und Relativität. Grünewalds Isenheimer Altar erscheint mir als Ausdruck christlicher Identität, die Wahrnehmungen ermöglicht und den Glauben als ein Diakonat an Menschen versteht, die in ihren Identitäten zutiefst erschüttert sind.

Das Literaturverzeichnis enthält die in dieser Studie zitierte Literatur. Mehrere Monographien oder Aufsätze von einem Autor oder einer Autorin werden in der dort aufgeführten Reihenfolge angegeben (z. B. der erstgenannte Artikel von Lottlisa Behling als »Behling I«, das zweitgenannte Buch: »Behling II«).

Die Abkürzungen, die hier und da für den Altar gebraucht werden, betreffen die Wandlungen: 2Ö = Zweite Öffnung; 1Ö = Erste Öffnung; GA = Geschlossener Altar; RF / LF = rechter/ linker Flügel; RSF / LSF = rechter/ linker Standflügel.

Dieses Buch erwuchs aus meiner Beschäftigung mit der Verhältnisbestimmung der Theologie Karl Barths zur Kunst des Mathias Grünewald (Karl Barth und der Isenheimer Altar, Calwer Verlag, Stuttgart 1995). Mit dem Calwer Verlag verbindet mich seit Jahren eine erfreuliche Zusammenarbeit. Für diese verlegerische Begleitung bin ich sehr dankbar.

Dem Musée d' Unterlinden und namentlich ihrer Konservatorin, Frau Pantxika Béguerie, gilt mein Dank für ihre Unterstützung bei der Auswahl der Reproduktionen der Tafeln und Abbildungen zum Altar. Daß sie dieser Studie ein Geleitwort voranzustellen bereit war, ist eine großzügige Geste der Verständigung angesichts eines Kunstwerkes, das gerade in den Grenzlanden immer wieder zu bitteren Verwerfungen geführt hat. Mehreren Besprechungen mit ihr im Museum in Colmar verdanke ich jenen Impuls, der dazu geführt hat, daß ich eine bislang in dieser Weise nicht konzeptionell festgestellte Abfolge der Wandlungen des Altars im Sinne einer dem Kunstwerk angemessenen Interpretation vortrage.

Die Ergebnisse meiner Studien trage ich vor in dankbarer Erinnerung an meinen Vater Günter Marquard.

Bensheim-Auerbach, im Juli 1996 *Reiner Marquard*

Der Isenheimer Altar als offenes Kunstwerk

Vor dem Ausgang des Munstertals in der Rheinebene an den Ufern der Lauch gelegen – verwöhnt von einem angenehmen milden Klima, denn die Vogesen halten im Westen die Wolken zurück – birgt Colmar einen besonderen Schatz: Mathias Grünewalds ›Isenheimer Altar‹ im Musée d'Unterlinden. Von diesem Altar, der in südlicher Nähe Colmars in Is(s)enheim entstanden ist und der unfreiwillig im Laufe seiner Geschichte zahlreiche bedrohliche und bergende Stationen durchlaufen hat, soll die Rede sein. Je nach Herkunft wird dem Betrachter der Altar jeweils den Blick über die Grenze öffnen: elsässische Vogesen und badischer Schwarzwald, unterschieden und durch die Rheinebene doch verbunden und aufeinander bezogen: »Es ist wie ein Weiterwandern auf denselben Straßen, in derselben Landschaft.«[1] Die Betrachtung des Altars wird im Spannungsfeld der Grenzlande auch zu einer Bewährungsprobe freundschaftlicher Verbundenheit – gerade so, wie es die greisen und weise gewordenen Antonius und Paulus auf dem linken Flügel der Zweiten Öffnung des Altars in ihrer ganzen Haltung demonstrieren.

Abb. 1

Tafel 1(LF)

Anhand der Ikonographie des Isenheimer Altars sollen Elemente christlicher Wesensäußerungen als ein möglicher Verstehenszugang zu christlicher Identität erschlossen werden. Da vielen die traditionelle christliche Ikonographie im Hinblick auf ihre theologischen Bezüge immer weniger vertraut ist und dementsprechend nur noch bedingt existentiell nachvollzogen werden kann, steht die Kunstwissenschaft vor dem Problem, u. U. eine Kunst konservieren zu müssen, deren theologische Programmtik sie nicht mehr entfalten kann. Damit aber steht die Bedeutung religiöser Kunst selbst auf dem Prüfstand.

Wenn jüngst Andrée Hayum in ihrer Interpretation des Altars z. B. den *soteriologischen* (d. h. den heilsgeschichtlichen) Gehalt des Kreuzes

außer acht läßt und feststellt, »the closed state (GA – R. M.) confronts
Tafel 3 us with the manifest theme of death ...«,[2] verführt dieses fundamentale theologische Mißverständnis dazu, das Altarwerk u. a. mit dem Gedanken der *ars moriendi* in Zusammenhang zu bringen.[3] »Grünewald's *Isenheim Altarpiece* must also be understood as an active vehicle in the treatment and management of desease as well as in the important individual confrontation with the possible goals of life under the pressure of death.«[4] Ob die möglichen Ziele des Lebens in ihrer Konsistenz theologischer oder anthropologischer Natur sind, bleibt in der Schwebe.

Wem die Ikonograhie sowie ihre theologischen Bezüge nicht mehr vertraut sind, dem drängen sich ungefragt andere (fremde) Deutungsmuster auf. Die Geschichte z. B. der Grünewald-Forschung ist auch eine Geschichte der Versuchlichkeit, in Richtungen zu horchen, aus denen als Echo das entgegenkam und -kommt, was als Wunschvorstellung in die Interpretation eingegeben worden ist und wird. Solche Auslegungen gleichen sich methodisch in ihren scheinbar *ein*deutigen Festlegungen mehr, als sie sich in ihrer jeweiligen Auslegungs-Perspektive zu unterscheiden vorgeben.

Demgegenüber hat Umberto Eco[5] 1958 (veröffentlicht 1962: Opera aperta) den Begriff des ›offenen‹ Kunstwerkes eingeführt[6]: »das Kunstwerk gilt als eine grundsätzlich mehrdeutige Botschaft, als Mehrheit von Signifikaten (Bedeutungen), die in einem einzigen Signifikanten (Bedeutungsträger) enthalten sind« (8). Eco versteht diese Definition nicht als eine nur auf Werke der Neuzeit bezogene Deutung. Die in dieser Definition intendierte Offenheit versteht sich »im Sinne einer fundamentalen Ambiguität der künstlerischen Botschaft (als) eine Konstante jedes Werkes aus jeder Zeit ...« (11). ›Offenheit‹ ist ein qualifizierter Begriff und meint letztendlich jenen gültigen Sinn, der im Kunstwerk intendiert (aber eben verborgen) präsent ist und nur in seiner Tendenz expliziert werden kann. Eco spricht vom »Form- und Strukturplan« (aaO.). Unter Form versteht er ein organisches Ganzes, »das aus Verschmelzungen verschiedener vorgängiger Erfahrungen (Ideen, Emotionen, Handlungsdispositionen, Materien, Organistationsmuster, Themen, Argumente, vorfixierter Stilelemente und Inventionsakte) entsteht« (14) als ein »System von Relationen«: Als Relationen zwischen verschiedenen Ebenen unterscheidet Eco zwischen »der semantischen, syntaktischen, physischen, emotiven; der Ebene der Themen und der Ebene der ideologischen

Inhalte; der Ebene der strukurellen Beziehungen und der strukturierten Antwort des Rezipierenden; usw.« (14f). Der dem Kunstwerk eigenen Intention entspricht so nie nur eine Poetik. Die Explikationen der in Ambiguität zueinander stehenden Poetiken des einen Kunstwerkes werden kategorisch als ›offenes‹ Kunstwerk bezeichnet. Der Begriff des ›offenen‹ Kunstwerks ist beileibe keine Einladung zum Allotria (Eco spricht diesbezüglich von »einer ausdrücklichen oder unausdrücklichen Poetik der Notwendigkeit« [57]), sondern meint erst recht die Ernsthaftigkeit des Künstlers gegenüber seinem Form- und Strukturplan. Aber gerade dort, wo ernsthaft Kunst produziert wird, besteht Übereinkunft, daß eine bestimmte – vom Künstler gewählte und verantwortete Form oder Strukur – dann ästhetisch gültig ist, wenn »sie unter vielfachen Perspektiven gesehen und aufgefaßt werden kann und dabei eine Vielfalt von Aspekten und Resonanzen manifestiert, ohne jemals aufzuhören, sie selbst zu sein« (30). Mehrdeutigkeit meint also nicht – analog zur Notwendigkeit der Poetik des Künstlers – Beliebigkeit in der Auslegung. Das ›offene‹ Kunstwerk konstituiert eben kein »Chaos der Relationen« (54). Im Sinne eines ›offenen‹ Kunstwerkes bedeutet Interpretation Beteiligung an der Intention des Werkes durch eine selbstverantwortete Explikation dieser Intention. Man könnte sogar soweit gehen und behaupten, daß das Kunstwerk erst dann zum Kunstwerk wird, wenn aus seiner Betrachtung heraus eine »konnotative Aura« (72; vgl. auch 70 [»Aura der ›Offenheit‹«]. 79) erwächst und durch konkrete Ausführungen selbst neu belebt wird. In bezug auf die Interpretation geht es also nicht nur darum, *denotativ* das Kunstwerk erschließen zu wollen, sondern Interpretation bedingt »die Realisierung eines Feldes von konnotativen Signifikaten ...« (79). »Jede Rezeption ist so eine *Interpretation* und eine *Realisation,* da bei jeder Rezeption das Werk in einer orginellen Perspektive neu auflebt« (30). »Der Künstler ... bietet dem Interpretierenden ein *zu vollendendes* Werk: er weiß nicht genau, auf welche Weise das Werk zu Ende geführt werden kann, aber er weiß, daß das zu Ende geführte Werk immer noch *sein* Werk, nicht ein anderes sein wird, und daß am Ende des interpretativen Dialogs eine Form sich konkretisiert haben wird, die *seine* Form ist, auch wenn sie von einem anderen in einer Weise organisiert worden ist, die er nicht völlig vorhersehen konnte: denn die Möglichkeiten, die er dargeboten hatte, waren schon rational organisiert, orientiert und mit organischen Entwicklungsdrängen begabt« (55)].

Ein bedrückendes Moment in der Grünewald-Forschung ist die Instrumentalisierung der Kunstwissenschaft für nationalistische Bestrebungen, um über die Kunst eine erwünschte nationale Identität zu verstärken.[7] 1870/71, 1914/18 und 1939/45 hat es an beschämenden Versuchen nicht gemangelt, den Isenheimer Altar für preußische oder deutsche Ziele zu reklamieren. In ihrer ansonsten sehr verdienstvollen Greifswalder Dissertation von 1927 ›Matthias Grünewald im Wandel der deutschen Kunstanschauung‹ merkt Margarethe Hausenberg zu recht an: »Politische Meinungen sprechen mit, die ›objektive‹ Forschung und Beurteilung wird durch Abneigung der Nation gegen die Nation beeinflußt, wenn nicht bestimmt.«[8] Leider verfällt sie am Ende ihres Buches selbst diesem Mißbrauch in der Interpretation Grünewalds, wenn sie resümiert: »Seine Kunst trägt in seltener Reinheit die Züge nordischer Art – und die Kunst der Gegenwart stellt sich bewußt und wollend auf die Linie nordisch-deutscher Entwicklung.«[9] Daß man es auf diesem Wege natürlich versäumt hat, auf die Stimmen der französischen Auslegerinnen und Ausleger mit dem notwendigen Gespür für das Erforderliche zu hören, konnte nicht folgenlos bleiben.

In der Grünewald-Literatur zum Isenheimer Altar ist eine jeweilige Rückführung Grünewalds auf bestimmte literarische, religiöse und bildnerische Leitbilder auffällig. Wo diese Reduktionen auf das Detail bezogen plausibel erscheinen, verstärken sie gerade deswegen in ihren einleuchtenden Aspekten den Eindruck, daß Grünewald in seinem theologischen Bildprogramm sehr viel entschiedener *biblische* Bezüge dominieren läßt, als bislang angenommen oder zugestanden wurde. Der Tatsache, daß man in Grünewalds Nachlaß lutherische Schriften gefunden hat, wird immer noch nicht entschieden genug Rechnung getragen.

Die Interpretation von Marie Anne Hartmann, die ihre Grünewald-Studie mit dem Untertitel ›Malerei und Spiritualität‹ versieht, überzeugt deshalb nicht, weil sie die ausschließliche Reduktion Grünewalds auf biblische Belegstellen geradezu übertreibt. Grünewald müßte sein Altarwerk mit einer Bibelkonkordanz unter dem Arm gemalt haben, hätte er wirklich all die von Marie Anne Hartmann eifrig gesammelten alt- und neutestamentlichen Belegstellen berücksichtigt. Daß im Ergebnis Grünewald als ein »tiefgläubiger katholischer Maler«[10] dasteht und das Elsaß als »eine marianische Erde«[11], erweist ihre Methodik als fragwürdig: Die biblischen und bildnerischen Motive werden jeweils unter einer traditionell katholischen Perspektive ausgedeutet und verlieren so ihre unmittelbare Rasanz.

Ausdrücklich mißlungen ist der Versuch einer Verhältnisbestimmung des alt- und neutestamentlichen Profils beider Testamente, wenn sie in Verkennung der im Zusammenhang des theologischen Topos von ›Kirche und Israel‹ mittlerweile gängigen Konsenses behauptet, daß »das Neue Testament die Erfüllung vom Alten ist«.[12] Dieses Substitutionsmodell ist ein krasser Widerspruch zu ihrer eigenen These, Grünewalds Bilder seien »gegen den Antisemitismus« gemalt.[13] Wenn Grünewald in der Tat gegen den Antisemitismus gemalt hat (und ich stimme dem ausdrücklich zu!), muß in der Interpretation seiner Kunst theologisch sorgsamer mit der Verhältnisbestimmung von Altem und Neuem Testament umgegangen werden. Das Substitutionsmodell ist ein geistiger Wegbereiter des Antisemitismus gewesen.

Marie Anne Hartmann entfaltet ihre Interpretation im Rahmen eines fiktiven Gespräches zwischen Mathias Grünewald und Guido Guersi. Diese zweifelhafte Methode war bereits 1921 (2. Auflage 1929) von Friedrich Alfred Schmid Noerr gewählt worden. Im krampfhaften Bemühen um Ausgleich der poetischen und wissenschaftlichen Talente bleiben schließlich Poesie(-engagée) *und* (Kunst-)Wissenschaft gemeinsam auf der Strecke.

Gemessen nämlich an der Art, *wie* Grünewald seine Komposition vorträgt – bereits auf der Schwelle der durch die Reformation eingeleiteten Entpflichtung der Kunst von der durch die Kirche monopolisierten Deutung der christologischen Bildbezüge – gehört er mit seinem Bildprogramm schon in jene beginnende Phase des reformatorischen Umbruchs[14], die dem Künstler neuartige Bildfolgen gestattete. Zu der Bildfolge des Isenheimer Altars merkt einer der bedeutendsten Grünewald-Forscher, Arpad Weixlgärtner, an: »Es ist höchst merkwürdig, daß der Bilderzyklus des Altars mit der Versuchung des heiligen Antonius und nicht mit seinem Besuch beim heiligen Paulus schließt. Wir lesen doch von links nach rechts, und an der zweiten Schauseite ist auch die Verkündigung das erste Bild und Tafel 1
die Auferstehung das letzte und nicht umgekehrt. Außerdem muß doch auch im Leben des heiligen Antonius die Versuchung vor dem Besuch fallen, und schließlich würde das Besuchsbild der Bildfolge einen milden, versöhnlichen Abschluß geben, während sie jetzt mit

einem schrillen Mißklang endet.«[15] Der Mißklang allerdings kam erst durch die zahllosen (Fehl-)Deutungen in dieses Bild, die in ihm einen
Abb. 11 »Teufelsspuk« meinten feststellen zu können und Dämonen dort zu entdecken glaubten, wo Grünewald schlicht einen Menschen in seiner Not und Hoffnung gemalt hatte.

Medizingeschichtliche Erkenntnisse zu Ätiologie und Pathogenese der im Hospiz von Isenheim behandelten Krankheit des ›Ignis Sacer‹ sowie eine theologische Analyse des Bildprogramms Grünewalds auf dem Hintergrund der durch seinen Nachlaß erwiesenen Nähe zur reformatorischen Bewegung lassen das Versuchungsbild zum Schlüsselbild einer dem Altar angemessenen Interpretation werden: Es geht um das *Diakonat des Glaubens*, das seine Verwurzelung hat in der Menschwerdung Christi. In scheinbar nebensächlichen und bislang eher unberücksichtigt gebliebenen Details soll diese Botschaft des Altars in seinen Wandlungen dargestellt werden.

Seit dem ersten Kontakt mit den Altarbildern bleiben meine Blicke immer wieder an der rechten Tafel der Zweiten Öffnung, der Versuchung des Antonius, haften. Insbesondere die in der linken unteren
Abb. 11+12 Ecke kauernde Figur wie der ihr gegenüber an der rechten Ecke an einem Baumstrunk lehnende beschriftete Zettel haben meine Betroffenheit, Neugierde und Aufmerksamkeit hervorgerufen. Ein Komplex emotiver Nebendeutungen ergab sich, den ich nicht länger unbedacht lassen wollte. Meine Interpretation des Isenheimer Altars geht also vom Versuchungsbild aus und erschließt von dorther den Altar. Wider-
Grafik 2+3 spruch zu dieser Methode und den inhaltlichen Vorgaben würde mich weniger irritieren als der Vorwurf, nicht entschieden genug der Notwendigkeit der *Poetik* Grünewalds nachgegangen zu sein. Am Beispiel des Versuchungsbildes von Grünewald soll deshalb zweierlei versucht werden: a) eine Erschließung der für Grünewald geltenden notwendigen Poetik (als Respekt vor der Ernsthaftigkeit seines Bemühens also die Frage nach seinem strukurellen Plan unter Berücksichtigung der uns bekannten Vorgaben) und b) der Versuch einer Deutung des Bildes im Sinne einer Aussage, die als (eine) Explikation (unter möglichen anderen Lesarten des Kunstwerkes) der vermuteten Intention des Kunstwerkes auf die Spur kommen möchte.[16]

Daß im folgenden hier und da umfangreich auf die Grünewald-Forschung verwiesen wird, dient der jeweils möglichen Überprüfung des Vorgetragenen. Auffällig ist in der Grünewald-Literatur der reichliche und bisweilen sorglose Gebrauch von nicht hinlänglich überprüften Assertionen, die auf den ersten Blick und im Einzelfall wohl den erfreulichen Eindruck von Klarheit und Eindeutigkeit erwecken, aber im literarischen Vergleich auch zu ganz gegensätzlichen Einschätzungen führen können.[17] Die literarischen Nachweise möchten deshalb den Erkenntnisweg dieser Studie transparent machen.

Niemand, der sich über längere Zeit mit dem Werk Mathias Grünewalds befaßt hat, kam ohne Leidenschaft und unverschont davon. Es trennt kein garstiger Graben der Geschichte: Mathias Grünewalds Kunst ist auf eine geheimnisvolle Art und Weise gleichzeitig.[18] In dieser Gleichzeitigkeit ruht seine Aktualität.

Mathias Grünewald – Versuch einer Annäherung

Das Problem des Selbstportraits bei Mathias Grünewald

1929 hatte Walter Karl Zülch in der Zeitschrift ›Pantheon‹[19] ein auf einer Versteigerung in Stockholm aufgetauchtes Bild eines Malerjünglings als mögliches Selbstportrait Grünewalds angezeigt. Hans Heinrich Naumann[20] versucht daraufhin in der Rekonstruktion von Unter- bzw. Übermalungen des Bildnisses eine Grünewald-Zuordnung zu untermauern. Auffällig war ihm die physiognomische Ähnlichkeit zum Sebastian-Standflügel des Isenheimer Altars sowie die M. N.-Signatur am oberen Fensterrahmen.[21] Wilhelm Fraenger[22] hat zu Recht darauf aufmerksam gemacht, daß die Zuordnung unabhängig von einem stilkritischen Vergleich abhängig ist von der Frage des angenommenen Geburtsjahres Grünewalds sowie der Identität des wahren Meister Mathis.[23] Zülch selbst hatte bereits in seinem Grünewald-Buch von 1949 eingeräumt: »Das Jugendbildnis ist umstritten.«[24] Um so erstaunlicher, daß neuerdings von Karl Adolf Knappe[25] wieder Grünewald als möglicher Maler des Jugendbildnisses angeben worden ist. Freilich muß er einschränkend das Entstehungsdatum auf ca. 1495 (Naumann hatte auf 1475, Zülch auf 1480 datiert) verlegen, weil er sich der mittlerweile fraglosen Datierung des Geburtsjahres um 1480 angeschlossen hat. Schon die im Vergleich zum Sebastian-Portrait des Isenheimer Altars festgestellte auffällig gekonnte Linienführung des Portraits würde dann zwangsläufig das ausschließen, woran Knappe jedoch (im Konzert mit z. B. Berta Reichenauer[26]) gleichzeitig festhalten möchte: Das von ihm auf 1503 datierte ›Abendmahl‹ soll »leidlich einhellig«[27] als frühestes Werk Grünewalds gelten. So wenig diese Einschätzung geteilt wird, bleibt darüber hinaus zu fragen, wie er und z. B. Reichenauer im gleichen Atemzug die Münchner ›Verspottung‹ dann auf 1504 datieren können. Solche Zuschreibungen und Datierungen belegen nur allzu deutlich, daß das Geheimnis der Vita Grünewalds nach wie vor Spekulationen Tür und Tor öffnet (solche gewagten und nach persönlichem Geschmack vorgetragenen Zuordnungen haben die Grünewald-Forschung immer wieder begleitet).[28] Auf Grund dieser Debatte jedoch wurde die Frage nach dem möglichen Selbstportrait Grünewalds neu belebt. Es hat in der Folgezeit deshalb nicht an zahllosen Versuchen gemangelt (auch unter ausdrücklichem Rekurs auf ältere Veröffentlichungen), Grünewald in diesem oder jenem Dokument, in dieser oder jener Gestalt seines Werkes wiedererkennen zu können.

Alle diesbezüglichen Versuche haben ihre Wurzel in Joachim von Sandrarts Grünewald-Notizen der ›Teutschen Academie der edlen Bau-, Bild- und Mahlerey-Künste‹ (Nürnberg, I. Teil 1675, II. Teil 1679).[29] Joachim von Sandrarts kunsthistorische Betrachtungen erscheinen auf dem Hintergrund der durch die Wirren des Dreißigjährigen Krieges verständlichen Bestrebung nach Form und Ordnung sowie im Zusammenhang einer in der zweiten Hälfte des 17. Jahrhunderts anhebenden Woge nationalen Ehrgeizes (auch und gerade als Reflex auf die kunstschaffenden Vorbilder Italiens und der Niederlande) nachvollziehbar und relativiert zugleich. Die kritiklose Benutzung seiner Quellen als auch seine Urteile zum ästhetischen Wert (verbunden mit einer von keinerlei Bescheidenheit angekränkelten Selbsteinschätzung der Bedeutung seiner Arbeit für die Kunst überhaupt) geben seinen Studien – gelinde gesagt – eine sehr persönliche Note. »Sandrarts Buch verhält sich zur Wirklichkeit des Kunstverlaufs etwa wie ein Geschichtsdrama zur Geschichte«[30]. Seine Biographien besitzen für die Kunstgeschichte freilich bleibenden Wert, insbesondere bleibt er für Maler wie Grünewald »eine der wenigen und deshalb überaus wichtigen Quellen«.[31] Im I. Teil hatte Sandrart
Abb. 8 einen Kupferstich nach einer angeblichen Zeichnung von Albrecht Dürer veröffentlicht[32], der die Züge eines Mannes in den dreißiger Jahren trägt. Im II. Teil fügte Sandrart »ein noch älters und perfecters
Abb. 9 Contrafeyt von gedachtem Meister«[33] hinzu, das die Züge eines älteren Mannes zeigt. Die Ähnlichkeit dieses Portraits zu dem sogenannten ›Erlanger Selbstbildnis‹[34] ist nicht zu verkennen. Die ursprüngliche Kreidezeichnung wurde vermutlich von anderer Hand braun getuscht und mit dem Mongramm ›MG‹ und der Jahreszahl ›1529‹ versehen. Die Kasseler Kopie[35] dieses Bildnisses, eine Federzeichnung, enthält nicht die Jahreszahl, jedoch das Monogramm ›MG‹.

Die Grünewald-Forschung steht fortan an einem Scheideweg: entweder hält man das Bildnis des etwa dreißigjährigen Mannes für ein Portrait Grünewalds, oder aber man favorisiert das Bildnis des älteren Mannes. Die Bildnisse lassen sich jedenfalls »auf keinen einheitlichen Nenner bringen«.[36] Die Schwierigkeiten nehmen erst recht zu mit dem Versuch, für beide Bildnisse Spuren im Werk Grünewalds zu entdecken. Über das Bildnis des jungen Mannes führt eine mögliche Spur zum Sebastian des Isenheimer Altars.[37] Umgekehrt führt über das Bildnis des älteren Mannes vom Erlanger Bildnis[38] über die Kasseler Kopie eine Spur zu mehreren Figuren des Grünewaldschen Werkes: Eine Vielzahl von Grünewald-Forscherinnen und -Forschern hat eine auffällige Verbindung zur Gestalt des Einsiedlers Paulus (2Ö / LF) gezogen.[39] In der Figur des Antonius (unter ihr hat Grünewald das Wappen Guido Guersis gemalt), dem Paulus gegenübersitzend, hat man (vermutlich zu Recht) das Portrait des Auftraggebers erkennen wollen. Unabhängig von der Frage, ob man als Portrait Grünewalds den jungen Sebastian oder den älteren Paulus favorisiert (und entsprechend die andere Lösung verwerfen muß[40]) ergibt sich in beiden Fällen die Frage, ob Mathias Grünewald auch nur von ferne sich hätte vorstellen können, sich in derart bedeutende Gestalten der Legenda aurea (immerhin gilt der eine als Schutzpatron der Pestkranken und steht deshalb als einer der [im wahrsten Sinne des Wortes] Säulenheiligen mit am Entree des gesamten Altars, und der andere darf den Gründer des Antoniter-Ordens belehren) geradezu unverschämt hineinzumalen.[41]

Tafel 3 (LSF)

Tafel 1 (LF)

Wie auch immer, wer einmal in dieses Karussell einsteigt, dem dreht es sich immer schneller: Vom Paulus ist es (physiognomisch) nicht weit zum Patrizier Johannes des rechten Flügels des Maria-Schnee-Altares.[42] Franz Bock[43] geht sogar (in Erinnerung an Sandrarts [spekulative] Bemerkung, Grünewald sei »übel verheuratet gewesen«[44]) soweit, in der Frau des Patriziers[45] ein Portrait der Ehefrau Grünewalds erkennen zu können: »Und die Alte daneben mit dem bitterbösen Kommandeusenblick, den Zügen voll Bitterkeit und Galle bestätigt, neben ihm an dieser Stelle, zu sehr das von Sandrart Mitgeteilte, als daß man sie nicht für das Hauskreuz des melancholischen Sonderlings und Einsiedlers halten sollte.« Oskar Hagen[46], der immerhin das gleiche Bildnis Grünewalds angeschaut hatte, verfällt in das andere Extrem: »Auch die Frau kniet betend dabei, als sei Gott selbst an der Arbeit.« (Adolf M. Vogt[47] ergänzt die Spekulationen um das Portrait der Ehefrau Grünewalds, indem er »jenes Frauenantlitz, das den Isenheimer Marientypus bestimmt und das auf der Stuppacher Tafel wieder erscheint« ins Gespräch bringt.) Walter Karl Zülch[48] und Wilhelm Fraenger[49] finden sogar darüber hinaus im sogenannten ›Mitleidigen‹ der Verspottung ein Portrait des Malers.[50] Leo Weismantel weist im Anschluß an seine Roman-Trilogie zu Grünewald im 3. Band auf den Domherrn der Erasmus-Mauritius-Tafel (Figur zwischen Erasmus und Mauritius) hin und erkennt in ihr den »Hofmaler in eben dieser Hoftracht«.[51] Maristella Bodoni und Franco De Poli[52] weisen im Anschluß an Fraenger[53] hin auf den Hauptmann der Basler Kreuzigung ›Longinus‹.[54] Wolf Lücking stellt eine Beziehung her zwischen dem sog. Erlanger Selbstbildnis und der Figur des Georg auf dem Lindenhardter Altar.[55] Und schließlich: wer Grünewald von hinten sehen will, wird vor das Gemälde der Stuppacher Madonna geführt. Zum Münster gehen vier Gestalten, darunter der Maler des Altars »mit dem langen Künstlerhaar, der charakeristischen Malermütze und dem blauen Malerhemd«.[56] Einen literarischen Beleg für die Äußerung Georg Schejas, daß man auch in der Gestalt des Johannes des Täufers ein Selbstportrait Grünewalds erkennen wollte[57], konnte ich nicht finden.

Als mögliche Portraits wurden erwogen:

Aus dem Werk Grünewalds:
1. Lindenhardter Altar, Georg (1503)
2. Verspottung, Mitleidiger (1504 / 1505)
3. Basler Kreuzigung, Longinus (1505)
4. Erlanger Zeichnung?
5. Isenheimer Altar, Sebastian (1512–1515)
6. Isenheimer Altar, Paulus (1512–1515)
7. Maria Schnee-Altar, Patrizier (1517–1519)
(8. Maria Schnee-Altar, Maler [1517–1519])
9. Erasmus-Mauritius-Tafel, Domherr (1521 / 1522)

Von Unbekannt:
10. Jugendbildnis (1475 / 1495)
11. Sandrart I (1675)
12. Sandrart II (1679)
13. Kasseler Kopie der Erlanger Zeichnung?

Zuordnungen werden ausgehend von den durch Sandrart vorgebenen Portraits wie folgt (in quantitativer Aufreihung) vorgenommen:

11: 5.10 oder 12: 4.(13).6.7.(2.3.9.1.)

Haben diese beiden Gruppen jeweils Argumente für ihre jeweiligen Zuordnungen im Werk Grünewalds gesucht und ihre Ergebnisse abzusichern versucht, so darf man nicht übersehen, daß einige wenige – unabhängig voneinander und doch mit gleicher Zielsetzung – die Existenz eines Selbstportraits Grünewalds in dessen Werk nachhaltig verneinen: z. B. Arpad Weixlgärtner[58] und Georg Scheja[59], die ihre Studien im gleichen Jahrzehnt veröffentlichten. Indem sich Forscher wie z. B. Anton Kehl, Heinrich Geissler, Wolfgang Hütt oder Christian Heck zu keiner Möglichkeit eines Portraits positiv äußern, unterstützen sie damit indirekt die Meinung derer, die in keiner ausgemalten Gestalt des Werkes ein Portrait des Meisters selbst zu entdecken vermögen. Analog zur äußerst bescheidenen Handhabung seines Signets wird man vermuten dürfen, daß Grüne- Abb. 10
wald – gemessen an seiner Botschaft – bescheiden genug war, sich dieser Botschaft nicht durch eine Selbstdarstellung womöglich in den Weg zu stellen.[60]

In diesem Zusammenhang und unter allem Vorbehalt möchte ich jedoch auf eine merkwürdige unauffällige Auffälligkeit aufmerksam machen, auf die ich beim Betrachten des Engelskonzertes des Isen- Tafel 2
heimer Altares gestoßen bin:

Ausgehend von der kunstvoll aufgebauten – der Gotik der Verkündigungstafel entsprechenden – Kapelle, deren nur zu erahnende spitzbogige Gewölberippen als senkrechte Dienste bis zum Sockel hinablaufen, Zierpfeiler und Rankengewächs aufnehmend sich aufwärts strebend im Maßwerk der Arkade wieder vereinen und fließend in den Ziergiebel mit Blattformen wie Flammenzungen übergehen und in der Kreuzblume am Giebelscheitel zur Weihnachtsszene hin ihren Höhepunkt findet, ergibt die Durchsicht der scheinbar architektonisch aufeinander abgestimmten Zuordnungen ein phantastisches Gebilde, das mit Formen und Statik geradezu spielt.

Die Funktion dieser Kapelle scheint nicht ihre (nicht) nachweisbare Standfestigkeit nach gotischer Lehre zu sein. Vielmehr dient sie – als dienstbare Hülle – einzig der malerischen Unterstützung und Verstärkung und entspricht so der unter dem Tympanon knienden Tempeljungfrau Maria in ihrer Erwartung und Bewegung hin zur Weihnacht. Abb. 18

Beeindruckend ist ein Vergleich zum Lettner des Breisacher Münsters: »Der Lettner ... ist ein Meisterwerk spätgotischer Steinmetzkunst und wurde nach 1490 ... aufgestellt. Seine zierliche, offene Form steht im Gegensatz zu den schweren Massen des staufischen Baues, doch wird das Aufstrebende der einzelnen Elemente gemildert durch eine strenge horizontale Führung der Balustradengesimse und durch den gleichmäßigen Abschluß der Kreuzblumen und Baldachine. Bei einer Arkadentiefe öffnet sich der rechteckige Bau in fünf Spitzbogen zum Langhaus, nach dem Chor heute in drei ähnlichen Öffnungen. Ein Netzgewölbe überspannt den Innenraum, darauf liegt eine Plattform ... Die grazil gegliederten Arkadenbögen füllt frei gezogenes Maßwerk. Sie werden überragt von geschwungenen, mit krausem Blattwerk verzierten Kielbögen, die die horizontalen Gesimse der mit phantasievollem Maßwerk gebauten Brüstung durchschneiden und in Kreuzblumen enden. Zwischen ihnen stehen über durchbrochenen Laubkonsolen auf schlanken Säulen unter Baldachinen (Figuren, wie auch auf den schlanken Säulchen der Eckpfosten in den Hohlkehlen, R. M.)«.[61]

Alles ist Hinweis auf diese Weihnachtsszene. Grünewald läßt Farben und Formen Raum – eine konzertierte Aktion. Über die Teilnehmer und Teilnehmerinnen dieses Konzertes hatte sich Joseph Bernhart in seinem 1920 in München gehaltenen und nach wie vor beeindruckenden Vortrag ›Die Symbolik im Menschwerdungsbild des Isenheimer Altars‹ geäußert.[62]

Bernhart wagt dort u. a. eine Deutung des auf dem Engelskonzert abgebildeten grüngefiederten Wesens am linken Rand der Kapelle und deutet es als den Vogel ›Charadrius‹, der sich (anders als die beiden Engel im Vordergrund) nicht der lichten Maria zuwendet, sondern der dunklen Eva im Innern der Kapelle.[63] Bernhart deutet den Blick dieser Gestalt im Anschluß an ihre Legende[64]: »Ihr Unerlösten in tenebris et umbra mortis, Evas Fall ist euch nicht zum Tode, hoffet, der Erlöser naht und nimmt Tod und Sünde von euch hinweg.«[65]

Tafel 2

Diese Deutung ist umstritten, wie überhaupt das Engelskonzert nach wie vor in seiner Ikonographie und in seinen Bezügen zum Altarwerk insgesamt mehr Rätsel aufgibt als daß Einverständnis über eine angemessene Interpretation dieser Tafel bestünde.[66] In einem freilich gibt die Deutung Bernharts zu denken: Der Kontrast von dunkel und hell sowie die nicht in jedem Fall auf das Weihnachtswunder gerichteten Blicke demonstrieren das Problem von Distanz und Nähe zum Geheimnis des Glaubens. M. E. nimmt das Engelskonzert darin das zentrale Motiv der Kreuzigungsszene auf: Das stellvertretende Leiden Jesu Christi läßt auch und gerade das Dunkle auf der Folie des Lichts zu.

Die oben erwähnte merkwürdig unauffällige Auffälligkeit betrifft in diesem Zusammenhang ein – gemessen an der Gesamtkomposition der Tafel – winziges Detail: Maria kniet in einem Rundbogenportal. Abb. 18
Links und rechts stehen vor den Bündelpfeilern jeweils Zierpfeiler, die als Postamente dienen. Zwischen den Postamenten und Pfeilern ranken Gewächse gradwüchsig hinauf bis in den Giebel (vier Zierpfeilern ordnen sich fünf Rankengewächse zu – der ins Bild am weitesten vorragende Zierpfeiler hat jeweils seitlich zugeordnetes Rankengewächs). Mein Augenmerk richtet sich auf das linke Rankengewächs des Rundbogenportals: Am unteren Ende verbindet sich das kunstvoll gestaltete Blätterwerk nicht so elegant mit dem Sockel wie bei den anderen Gewächsen. Bevor das Rankengewächs (analog zum oberen Abschluß) blätterförmig aufsetzt, geht hier die ansonsten gerade oder gebogene Linienführung in eine völlig unentsprechende Form über: *Grünewald hat an dieser Stelle seines Altars das Portrait eines erwachsenen* Tafel 4
Mannes eingefügt! Der Kopf ist leicht nach rechts gewandt. Die Reproduktionen lassen die hervortretende Nasenpartie, die tief sitzenden Augen, die Augenbrauen und die Stirn erkennen. Die Wangenknochen treten hervor, die Haare sind links gescheitelt und fallen über das linke Ohr. Der Bart bedeckt die Mundpartie. Nachdem ich auf dieses Detail aufmerksam geworden bin, habe ich meine Wahrnehmung am Original in Colmar überprüft und komme zu keinem anderen Ergebnis, als daß Grünewald in der Tat an dieser Stelle ein Portrait eingesetzt hat. Da sich auf diesen Ausschnitt bislang keine Aufmerksamkeit richtete (entweder gilt das Interesse der rechts abgebildeten Maria oder dem links sich anschließenden Engelskonzert), finden sich in der Grünewald-Literatur nur wenige Reproduktionen, auf denen dieses Detail einwandfrei zu erkennen ist.[67]

Sollte es sich in der Tat um das Portrait eines erwachsenen Mannes halten, so wäre zu fragen, warum Grünewald es so unscheinbar und losgelöst von seinem Bildprogramm in die Architektur der Kapelle eingefügt hat. Hat Mathias Grünewald an diese Stelle sein eigenes Portrait gesetzt? Vielleicht gibt ein Grünewald zugeschriebenes – sicherlich ihm nachempfundenes – Gebet einen Hinweis:

›Jesu,
liebster Herre mein,
ich bitt, daß Du mich annimmst
zum Docht auf der Lampen,
zu der Du das Öl gibst.

Geht mir nit darum,
ob mein Leib verdorrt wie Gras –
und mein Name verweht wie Rauch, –
aber um Dein Bildnis in mir geht es.

Zünd Dein Licht an und laß mich sein
wie ein heiliges Feuer
am Rande der finstern Öde,
damit die im Dunkeln wissen,
wo Du zu finden bist.

Erbarme dich meiner, Herr!‹[68]

Grünewald entfaltet seine Kunst »am Rande« des christologischen Zentrums. Von dort her möchte er der sein, der mit seiner Kunst zeigt, wo das Licht zu finden ist. Zumindest lassen sich von einer solchen Einschätzung her sämtliche Bemühungen, in den Figuren seines Werkes sein eigenes Portrait erkennen zu wollen, als untaugliche Versuche nachweisen. Ob er selbst sich in den Altar hineingemalt hat und wir ihn in jenem Detail erkennen dürfen, bleibt freilich sein Geheimnis. Ein schönes, seiner Kunst entsprechendes Geheimnis!

Name – Geburtsort – Geburtsjahr – Ortsangaben

Versuche, Grünewalds Biographie in einem nachweisbaren Zusammenhang beschreiben zu können, sind so verständlich wie untauglich. Die wenigen gesicherten Daten müssen zwangsläufig mit Ausdeutungen aufgefüllt werden und ergeben so in ihrer Kombination nicht mehr als eine Mischung aus Wahrheit und Dichtung. Es fällt offensichtlich schwer, ertragen zu können, daß ein so bedeutender Maler wie Mathias Grünewald in einer geradezu bewußt[69] gewählten Anonymität sich jedem Zugriff entzieht. Mit allen gesammelten archivalischen Daten und künstlerischen Fakten erstellen wir bestenfalls ein bescheidenes Gerüst, von dem wir nicht einmal wissen, ob es auch tatsächlich an das Lebenshaus Grünewalds angelehnt ist und insofern Bestand hat. Alle Bemühungen um halbwegs gesicherte Einschätzungen gelingen nicht ohne Respekt vor der Anonymität[70] des Malers.

Der Name

›Matthias‹ ist im Apostelamt Nachfolger des Judas (Apg 1,23–26). Nach ihm – nicht nach dem Evangelisten ›Matthäus‹ – ist der von Joachim von Sandrart[71] als ›Matthaeus Grünewald‹ bezeichnete Wasserkunstmacher,[72] Farbenhändler, Seifensieder und vor allem Maler benannt. Sandrarts Namensgebung aus dem Jahre 1675[73] (wiederholt 1679 und 1683) ist jedoch in bezug auf den Vornamen mit Nachsicht und in bezug auf den Nachnamen geradezu mit Vorsicht zu gebrauchen.[74]

Der Basler Sammler Remigius Fesch (1595–1667) gebraucht in seinen »Humanae Industriae monumenta« (ein zwischen 1657 und 1667 entstandenes Manuskript in losen Blättern) den Namen ›Matheß Grün‹.[75] Der Straßburger Philipp Ludwig Künast erwähnt in seinem Inventar 1668 einen ›Mattheus Grien‹.[76] Inwieweit der Name ›Grün / Grien‹[77] und ›Grünewald‹[78] infolge einer Verwechslung mit einer anderen bekannten Frankfurter[79] [oder gar Aschaffenburger[80]] Malersippe entstanden ist, bleibt rästelhaft. Grafik 1

Die durch Walter Karl Zülch ausgewerteten Dokumente zu dem Frankfurter Bildschnitzer / Bildhauer und Maler Mathis Grün von Isenach[81] haben in Verbindung mit einer Notiz bei Vincenz Steinmeyer[82] dazu geführt, einer Verwechslung Grüns mit Mathias Gothart Neithart (Grünewald) Vorschub zu leisten.

Jakob Heller, der Stifter des gleichnamigen Altars für die Frankfurter Predigerkirche, hatte verfügt, daß »auch alle andere berühmbte und kunstreiche Maler und Bildhawer so damalen (in Frankfurt, R. M.) gelebt, die Nebenflügel und anders zum Altar gehörig, machen und verfertigen lassen, damit es ja sonderlich decus, Zier und ornamentum, nicht allein dem Closter, sondern der gantzen Stadt Franckfurt

sein solte, wie es dann auch gewesen.«[83] Daß Mathias Gothart Neithart (Grünewald) einen seiner Beiträge zum Altar (Laurentius-
Abb. 10 Flügel) mit seinem Monogramm MG um das nachgestellte N erweiterte, um einer womöglichen Verwechslung mit dem vermutlich ebenfalls am Altar beschäftigten Mathys Grün von Isenach vorzubeugen, führte offensichtlich nicht zur erhofften Klarstellung seiner Identität, sondern nährte geradezu die Spekulationen durch zusätzliche Kombinationen: Allein schon der Herkunftsort des Mathys Grün in Verbindung mit Mathias Gothart Neithart (Grünewald) mußte zu der Annahme führen, daß es sich bei der Ortsangabe Isenach um Isenheim handeln könnte.[84] Aber hatte nicht Joachim von Sandrart in seinem Bericht den fraglichen Ort mit »Eysenach« angegeben?![85]

Wie auch immer, 1641 vollzieht Matthäus Merian, mit Philipp Uffenbach und Sandrart und also mit den Frankfurter Verhältnissen gut bekannt, die Identifikation, indem er in »La Piazza universale« von »Matheus Grün von Aschaffenburg« schreibt.[86] »Für Merian ... und seinen Grün könnte über Uffenbach die alte Frankfurter Lokaltradition noch lebendig gewesen sein.«[87] Sandrart selbst, der während seiner Frankfurter Schulzeit (also um 1615) regelmäßig Philipp Uffenbach aufsuchte, »da er mir dann, wann er in gutem humore ware, diese in ein Buch zusammen gesamelte edle Handrisse des Matthaeus von Aschaffenburg ... gezeigt«[88], nennt Matthaeus von Aschaffenburg aber im folgenden nicht Grün, sondern Grünewald – zurückgehend auf ein Ereignis während seiner Rom-Reise »um 1629«[89], als er in einer Johannes-Tafel ein Werk des Aschaffenburger Malers erkennt und eigenhändig auf dieses Werk »mit Oelfarbe« ... notiert: »Matthaeus Grünwald Alemann fecit.«[90]

Daß über die Erinnerung an den Frankfurter Bildschnitzer und Maler Mathis Grün im Zusammenhang mit seiner Mitwirkung am Heller-Altar und seinem Herkunftsort (Isenach) durch die Frankfurter Arbeiten des Mathias Gothart Neithart (Grünewald) sowie dessen Arbeit in Isenheim eine Verbindung hergestellt worden war, die schließlich zur Verwechslung und also zur Namensgebung »Grün« führte, erscheint plausibel.

Daß jedoch Sandrart den Künstlernamen in »Grün(e)wald« überführt, deutet auf einen weiteren Traditionsstrang hin[91], der sich über den Herkunftsort Aschaffenburg erschließen läßt. Josef Hohbach (und im Anschluß daran Zülch[92]) gibt den Hinweis auf eine mehrgliedrige Malerfamilie »Grünewald« in Aschaffenburg.[93] Inwieweit dieser

Hinweis zu detailierteren Ausdeutungen und Verknüpfungen berechtigt, beruht auf vagen Einschätzungen. Verständlich ist jedoch, daß durch die Herkunftsbezeichnung Aschaffenburg und den Nachweis einer Malerfamilie Grünewald in Aschaffenburg sowie über den Umweg einer bereits vollzogenen Identifikation des Mathias Gothart Neithart (Grünewald) mit dem Mathis Grün sich eine namentliche Verbindung durch Sandrart erklären läßt.[94]

Mathias Gothart Neithart alias Mathias Grünewald ist das Opfer einer zweifachen Verwechslung: Verknüpfungen mit der Frankfurter Lokaltradition und einer Aschaffenburger Lokaltradition haben (hilflos) helfen wollen, das Geheimnis um diesen Maler zu lüften. Sandrart hatte jedoch bei aller historischen Zweifelhaftigkeit den richtigen – für die spätere Grünewald-Forschung wesentlichen – Impuls gegeben: Er ordnete Grünewald (trotz oder gerade wegen seiner Kenntnisse der Frankfurter Kunstszene) entschieden Aschaffenburg zu. Grafik 1

Bezüglich der Frage nach dem Namen Grünewalds wurde die Grünewald-Forschung (wie in vielen anderen Problemkreisen auch) wesentlich von Walter Karl Zülch beeinflußt.[95] Sein 1938 erschienenes Buch diente auch Anton Kehl als Grundlage seiner archivalischen Erhebungen, der »nach Überprüfung der Archivalien, unabhängig von Zülch, zum gleichen Ergebnis (kam).«[96] »Nach der heutigen Forschungslage war ›Nithart‹ der Sippenname ›Grünewalds‹, denn ›Grünewald‹ selbst, sein Sohn und sein Testamentar bezeugen in offiziellen Gerichtsurkunden *ausschließlich* ›Nithart‹ als Sippennamen.«[97]

Unter dem Datum des 27. August 1516 wird der Name ›Gothart‹ zum ersten Mal archivalisch bezeugt.[98] War die Namenserweiterung des Mathias Grünewald auf ›Mathis Gothardt-Neithart‹ Ausdruck einer »Wesenswandlung«?[99] Wollte er als Maler christlicher Werke (keine anderen sind uns erhalten) in Umgehung des im Namen ›Neithart‹ anklingenden Lasters »Neid« sich als *gottesfürchtiger* (Gothart-›Gottes-voll‹) Maler erweisen wollen? Wie auch immer – unstrittig ist, daß Grünewald mit ›MGN‹ signierte, das ›G‹ in das ›M‹ eingebunden und das ›N‹ nachgestellt oder über ›M‹ und ›G‹ gesetzt.[100] Abb. 10.19

Durch Sandrarts Notiz ist ›Mathis‹ (Taufname: ›Mathias‹[101]) als ›Grünewald‹ der Nachwelt wieder neu bekannt gemacht worden und unter diesem Namen bekannt geblieben. Der in bezug auf die Person des Mathias-Gothart-Neithart archivalisch nicht nachweisbare Name ›Grünewald‹ hat sich gegenüber allen archivalisch nachgewiesenen Richtigstellungen behauptet. Wir behalten ihn deshalb bei und sprechen – wenn wir den in den meisten Urkunden als ›Meister Mathis‹ benannten ›Mathias-Gothart-Neithart‹ meinen – von *›Mathias Grünewald‹*.

Geburtsort

Aschaffenburg und Würzburg sind die Ortsnamen, die nach den archivalischen Erhebungen als Geburtsorte in Frage kommen. Aschaffenburg ist nach den vorliegenden Dokumenten offenbar nur als augenblickliche oder ehemalige Wirkungsstätte des Meisters anzusehen. Der Ortsname Würzburg hingegen taucht in offiziellen Gerichtsprotokollen auf (und dies zu einem Zeitpunkt, da Grünewald nicht mehr als Meister tätig gewesen ist[102]). Außerdem wird er im Zusammenhang mit der den Nachlaß betreffenden testamentarischen Verfügung Hans von Saarbrückens vom 15. April 1532 erwähnt. Deshalb darf davon ausgegangen werden, daß Grünewald tatsächlich in Würzburg geboren worden ist: »Ich will auch hierin zum bericht nit underlassen, als ich Mathis, malers seligen, sons furmonder bin, und etliche versloßne laden, uff jeder laden ein zettlin geschrieben: *Mathiß Neithart maler von Wurtzburgk,* darin register und anderß, demselbigen kind zustendigk, hinder mir hab, daß dasselbig alles so bald nach meinem doit hinder ein erbaren rath diesser stadt Franckenfurt ime zu gewarten gestellt, also lang ime andere furemondere verordnet und folgendts denen zu verwaren gegeben werden.«[103]

Geburtsjahr

Grünewalds Eltern sind uns nicht bekannt. Von seinen Lehr- und Wanderjahren haben wir keine gesicherten Kenntnisse. Diese Ungewißheiten reizen jedoch erst recht zu verschiedenartigen Ausdeutungen eines möglichen Geburtsjahres, das in einer beachtlichen Zeitspanne von 1455/60[104] bis 1483[105] angenommen wird.[106] Setzt man einen nicht unwesentlichen Einfluß durch den um 1460 geborenen Holbein d. Ä. voraus,[107] ist es – auch gemessen an den relativ gesicherten Datierungen seines Frühwerkes – wahrscheinlich, das Geburtsjahr »um 1480«[108] anzunehmen. Diese Ansicht hat sich mittlerweile gegenüber einem früher anzusetzenden Geburtsjahr allgemein durchgesetzt.[109]

Sehr umstritten ist im Zusammenhang eines etwaigen künstlerischen Einflusses ein möglicher Aufenthalt Grünewalds in Italien[110], den Niederlanden[111] oder Burgund.[112] In jüngerer Zeit wurden diese Hypothesen nicht mehr so entschieden vorgetragen.[113] Sie lassen sich eher psychologisch verstehen auf dem Hintergrund der am Anfang des 20. Jahrhunderts anwachsenden Grünewald-Begeisterung als Reflex auf eine allgemeine nationale Begeisterung. Indem Grünewald eine angebliche Italien- oder Niederlande-Reise nachgewiesen wurde, konnte geradezu dialektisch über den Umweg eines quasi internationalen Anspruchs ein deutsches Kunstwerk gegen französische Ansprüche reklamiert werden.[114] Das gleiche wiederholt sich dann in einer Detail-Auslegung des Isenheimer Altars (im Bildnis des greisen Antonius des linken Flügels der Zweiten Öffnung mag man auf Grund des unter ihm abgebildeten Wappens das Portrait des Guido Guersi erkennen – sowie in der Skulptur zu Füßen des Augustinus im Schrein seinen Vorgänger Jean d' Orlier): Man war der Ansicht, durch die nationale Zuordnung der Stifter des Altars (›Sizilien‹) gegenüber einer eindeutig französischen Tradition einen transnationalen Bezug herstellen zu können, der zumindest das Bemühen um den Altar als Objekt eigenen nationalen Ehrgeizes wach und offen hielt.[115] So merkt Hagen, einer der früheren maßgeblichen Grünewald-Forscher, »nach der glorreichen Annexion des Elsaß« geradezu sarkastisch an: »Wie schwerwiegend sind doch die Gründe für das Franzosentum des Isenheimer Altars: Das Mutterkloster der Antoniter liegt in Frankreich. Der Altar ward bestellt von Jean d'Orliac, also einem Savoiarden und Guido Guersi – freilich einem Sizilianer ...«.[116] Der Historiograph der Antoniter, Adalbert Mischlewski, stellt zu Guersi klar: »Die als opinio communis der Grünewald-Forschung geltende ... sizilianische Abkunft Guersis entbehrt in Wirklichkeit jeden Beweises.«[117] »Von Italienern in Isenheim sollte man nicht mehr sprechen.«[118]

Tafel 1 (LF)

Heinrich Reitzmann, Aschaffenburger Stiftskanoniker, hatte es übernommen, die Hinterlassenschaft des am 13. September 1504 verstorbenen Stiftsvikars Johannes Reitzmann als dessen Testamentar zu regeln. Am 30. November 1505 verfügt er in Aschaffenburg eine Bezahlung an einen Gesellen des Meister Mathis zum Fassen und Beschriften einer Epitaphtafel.[119] Wohnsitz und Werkstatt dieses Meisters war *Aschaffenburg*.[120]

Im Juni 1510 beauftragt das Mainzer Domkapitel »meister Mathys melern«[121] mit Arbeiten am Zug des Schloßbrunnens in *Bingen*. Grünewald ist auf Grund seiner 1505 beendeten Arbeit für das Kurmainzer Oberstift in Aschaffenburg in *Mainz* bekannt.

Von September 1514 bis Februar 1516 dauert in Frankfurt/Main der sog. »Kemnat-Prozeß«[122], der auf Vorgänge des Jahres 1511 Bezug nimmt (Lidlohn [= Gesindelohn] für einen am Bau eines Kamins im Aschaffenburger Schloß [»Kemnat an der Ratsstuben neben der Cantzley zu *Aschaffenburgk*«[123]] beteiligten Gesellen). Im Verlauf des Prozesses werden Tatbestände aus dem Jahr 1510/11 erörtert, die auch Grünewald betreffen. Der von dem Steinmetz Konrad Eulner beklagte Steinmetzmeister Hans Martinstein sagt am 7. Februar 1515 in Frankfurt aus: »Meister Mathys der maler, der dazumal meyns gnedigen herrn von Mentz diener und des wercks eyn angeber oder baumeister (Bauleiter, R. M.) ware, der hab sich hie zu *Franckenfurt* umb knecht beworben ...«[124] Grünewald stand also in Diensten des Mainzer Erzbischofs Uriel von Gemmingen.[125] Im Verlauf des Prozesses ist
Abb. 19 von Grünewald als »Meister Mathis der Maler von Aschaffenburgk«[126] die Rede, der »nach folgens hie (in Frankfurt, R. M.) zu den predigern eyn tafel gemoelet hat.«[127]

Die im Anschluß an seine Bauleitertätigkeit im Aschaffenburger Schloß 1511/12 gemalte ›Tafel‹ der *Frankfurter* Dominikanerkirche sind mit hoher Wahrscheinlichkeit die heute in Frankfurt und Karlsruhe aufbewahrten Grisaillen (Lucia [oder Ottilie; oder unbekannte Märtyerin], Elisabeth, Cyriacus und Laurentius), die »dem 1509 vollendeten Altar ... nachträglich als Standflügel hinzugefügt worden sind«.[128]

In Frankfurt wird Grünewald Kontakt bekommen haben zu den Antoniterniederlassungen in der Stadt selbst, in Höchst oder in Roßdorf nördlich von Hanau, alle im Wirkungsbereich Grünewalds gelegen. »Der Antoniterhof in Frankfurt war das bevorzugte Absteigequartier der Mainzer Erzbischöfe. Es boten sich somit reichlich Gelegenheiten, auf Mathis aufmerksam zu werden.«[129] 1511 malt Grünewald bei den Predigern. 1516[130] stirbt Guido Guersi, der Auftraggeber des Isenheimer Altars. In dieser Zeitspanne malt er in *Isenheim* sein bedeutendstes Werk.[131] Bekräftigt wird diese Annahme durch einen Hinweis im Nachlaßverzeichnis Grünewalds. Dort findet sich ein Vertrag mit einem Meister im Elsaß: »1 versigelt vertragsbrif zwischen meister Mathissen und meister Micheln von Altkirch 1513.«[132]

Am 5. August 1514 bekräftigt der Stiftskanoniker Heinrich Reitzmann in Aschaffenburg nochmals sein Testament. Der entscheidende Passus lautet in der Übersetzung: »Ebenfalls will ich und ordne an, daß das Schneefest der glorreichsten Jungfrau Maria auf eine Tafel gemalt werde, wie ich in meinem Testament im Vorjahr angeordnet habe.«[133] Der Maria-Schnee-Altar kann frühestens 1518 gemalt worden sein, da die Inschrift der Gedenktafel der Aschaffenburger Maria-Schnee-Kapelle, die auf die 1516 erfolgte Altarweihe Bezug nimmt, die Ernennung Albrechts zum Kardinal voraussetzt.[134] Terminus ad quem zur Erstellung des Altarwerkes in *Aschaffenburg* ist das Jahr 1519: Die Sockelbeschriftung trägt neben der Jahreszahl auch das Monogramm des Künstlers (MG N).[135] Abb. 10

Daß sich Grünewald in diesem Zeitraum in *Aschaffenburg* aufgehalten hat, belegt ein Dokument aus dem Jahr 1517[136] »als meister Matheis der moler den bron besichtiget hat.« Dieses Dokument ist (wie schon der Nachweis seiner Tätigkeit im Bingener Schloß von 1510[137]) ein Indiz dafür, daß Grünewald als Maler *und* Wasserkunstmacher gearbeitet hat.

»Zwischen den Jahren 1517 und 1524 sind keine archivalischen ›Grünewald‹-Nachrichten greifbar.«[138] Zwischen 1524 und 1526 finden sich Dokumente, die die Beziehung Grünewalds zu Kurmainz-*Aschaffenburg* für diesen Zeitraum bestätigen.[139]

Grünewalds künstlerisches Vermächtnis ist nicht sehr umfangreich. Vorausgesetzt, Grünewald wurde um 1480 geboren und hat nach allen Regeln der Kunst eine sechsjährige Lehr- und dreijährige Wanderzeit absolviert, wurde er wenig nach 1500 Meister. Über sein Werk besteht in bezug auf folgende Altäre und Tafeln – auch hinsichtlich der Abfolge – Einverständnis, wobei in der Datierung kleinere Abweichungen möglich sind.[140]

ca.	1503	Lindenhardter Altar (Bindlach) [Pfarrkirche Lindenhardt bei Bayreuth]
	1504 / 05	Verspottung Christi (Stiftskirche Aschaffenburg) [Alte Pinakothek, München]
um	1505 (?)	Basler Kreuzigung [Kunstmuseum Basel]
	1510 (?)	Heller-Altar (Predigerkirche Frankfurt) [Staedelsches Kunstmuseum Frankfurt (Cyriakus / Laurentius) / Staatliche Kunsthalle Karlsruhe (Elisabeth / Lucia?)]
um	1511 (?)	Kreuzigung (Klein-Kruzifix) [National Gallery of Art, Washington]
	1512 / 16	Isenheimer Altar (Antonier Kirche Isenheim) [Museum Unterlinden, Colmar]
	1517 / 19	Maria-Schnee-Altar (Stiftskirche Aschaffenburg) [Anbau Pfarrkirche Stuppach (Stuppacher Madonna) Augustinermuseum Freiburg (Maria-Schnee-Tafel)]
	1521 / 22	Mauritius-Tafel (Stiftskirche Halle) [Alte Pinakothek, München]
um	1523 (?)	Beweinung Christi (Stiftskirche Aschaffenburg) [Kapelle Südseite Stiftskirche Aschaffenburg]
	1524 / 25	Kreuztragung und Kreuzigung (Stadtpfarrkirche Tauberbischofsheim) [Staatliche Kunsthalle Karlsruhe]

Auf seine letzten Lebensjahre legt sich der Schatten einer trügerischen Hoffnung auf gewaltfreie Reformen in Kirche und Gesellschaft. 1526 findet Grünewald Zuflucht in *Frankfurt*.[141] »Vor seinem Abschied aus Frankfurt macht Meister Mathis dort sein Testament, gibt dies und seine fahrende Habe dem Seidensticker Hans von Saarbrücken in Verwahrung«[142] und zieht 1527 weiter nach *Halle.*

Sein Lebensende »ist von Tragik überschattet«.[143] Am 1. September 1528 überbringen die Bürger Gabriel Tunczell, Heinrich Rumpe und Hans Plogk brieflich dem Rat der Stadt Halle die Nachricht vom Tode des Mathias Grünewald[144]: »So als meister Matthes Gothart, ein mhaler adder wasserkunstmacher alhie zw Halle, in ewrer weißheit dinst in Got vorschieden« und merken an, daß der Verstorbene im Dienst der Stadt Halle »leider nit vil« ausrichten konnte.[145] Das Sterbedatum (30. oder 31. August 1528) läßt sich nicht genau bestimmen. Über das Begräbnis sind uns keine Hinweise überliefert.

Grünewald und die Bauernbewegung

Im Nachlaßinventar Grünewalds[146] werden neben »27 predig Lutters ingebunden«[147] in einer zugenagelten Lade (»Noch ein letgin zugenegelt«[148]) »das nu testament, ingebunden, und sunst viel scharteken[149] luterich«[150] nachgewiesen. In einer anderen Kiste findet sich »1 cleyn buchelge, ingebunden, erclerung der 12 artikolen des cristlichen glaubens«.[151] ›Die gründlichen und rechten Hauptartikel aller Bauernschaft und Hintersassen der geistlichen und weltlichen Obrigkeit, von welchen sie sich beschwert vermeinen‹ wurden als die sog. Zwölf Artikel zum verbreitesten Programm der Bauernbewegung[152]: Mitte März 1525 zuerst in Augsburg gedruckt, wurde es »in einem Vierteljahr in mehr als 25 Nachdrucken verbreitet«.[153]

Grünewald konnte bereits um 1513 während seiner Arbeit am Isenheimer Altar mit der Bauernbewegung konfrontiert worden sein, die zwischen »1513–1517 von den Ostalpen bis zur Schweiz, dem Elsaß und Franken ganz Oberdeutschland überflutete«.[154] Die Verbreitung der Zwölf Artikel steht m. E. in zeitlichem und sachlichem Zusammenhang zum künstlerischen Schaffen Grünewalds[155]: Um 1524 malt er die Kreuzigung Christi der sog. Tauberbischofsheimer Tafeln.[156] Anders als in seinen vorherigen Kreuzigungsszenen besticht sein Kreuzigungsbild diesmal durch eine entschieden kompositorische Einfachheit. Zurückhaltend in der Farbgebung dominieren die Figuren in ihrer Schlichtheit, als ob Grünewald sich hier der Welt der Armen, der Bauern zuwendet. Das Gewand des Johannes ist an der Schulter eingerissen. Maria ist abgebildet als eine einfache Frau des Volkes, die Hände sind fest gefaltet.

Als Grünewald diese Kreuzigung malt, gilt noch, was die Zwölf Artikel in ihrer Tendenz verstärken: die Bewegung beruht auf einer »Bindung an die biblische Grundlage«.[157] »Die Artikel verzichten auf jegliche Androhung von Gewalt ... (Sie) wollen die politische Ordnung nicht verändern, sondern nur die berechtigten Klagen abstellen.«[158] »Die Notwendigkeit von Abgaben und die Institution der Obrigkeit blieben ausdrücklich anerkannt.«[159]

Aber bereits »Ende März 1525 begannen dann doch die gewalttätigen Aktionen gegen Schlösser und Klöster[160], die einen Höhepunkt am 16. April nach der Eroberung von Weinsberg fanden, als der Graf von Helfenstein mit seinem Gefolge durch die Spieße gejagt wurde«.[161]

Grünewald, der die Folter in so vielen Christusdarstellungen als Erlösungswerk gemalt hatte, verstummt. Auf dem theologischen Hintergrund der Zwölf Artikel hätte er nicht zwangsläufig mit seiner Stellung als Hofmaler des Mainzer Kardinals Albrecht von Brandenburg in Konflikt geraten müssen. Jetzt aber nahmen die Ereignisse einen anderen, einen gewalttätigen Verlauf. Wie als ob er diesen Konflikt zwischen theologischer Option für die Sache der Reformation und dem Verständnis für die Bewegung in der Bauernschaft als Last auf sich nimmt und ihm dadurch äußerlich wie innerlich die Stellung als (Hof-)Maler unmöglich erscheint, verfällt er in ein Schweigen. Sein Verstummen mutet an wie ein stiller Protest sowohl gegen eine unfähige Obrigkeit, die biblisch fundierte evidente Forderungen nach einer umfassenden sozialen Reformbewegung ignoriert[162], als auch gegen einzelne Bauernführer, die der Macht der Spieße mehr vertrauten als der Macht des Wortes.

Obwohl die Mehrzahl der Bauernführer im April 1525 begonnen hatten, »die Revolution in gesetzliche Bahnen überzuleiten und den Neuaufbau des Staates vorzubereiten«[163], schützte sie die gute Absicht nicht vor dem vernichtenden Rückschlag der Heere des Schwäbischen Bundes unter ihrem Anführer Georg Truchseß von Waldburg. »Fast alle Chroniken sprechen von hunderttausend Bauern, die während des Aufruhrs ihr Leben verloren hätten. Die Zahl ist ... kaum zu hoch gegriffen.«[164]

Von Albrecht Dürer ist ein Holzschnitt erhalten geblieben, der in seinem Lehrbuch ›Underweysung der Messung‹ (Nürnberg, Hieronymus Formschneider 1525) – eine Erläuterung zur Anwendung der praktischen Geometrie – als Exempel zur Typenlehre der Denkmäler abgebildet ist (2 seitig) und die Sympathie des Künstlers für die Bauernbewegung unverkennbar dokumentiert.[165] Einige Künstler, die sich der Bauernbewegung offen angeschlossen hatten, erlitten ein grausames Schicksal: Jörg Ratgeb wurde in Pforzheim gevierteilt, Tilman Riemenschneider wurden in der Folter Arm und Hand gebrochen.[166] Daß man im Nachlaß Grünewalds die Zwölf Artikel in einer *zugenagelten* Kiste findet, wird auf diesem Hintergrund bedrückend verständlich.

Wir wissen von keinem Gemälde, das nach den Tauberbischofsheimer Tafeln[167] noch gemalt worden wäre. Grünewalds Kunst taugte nicht für die Extreme. Er, der Christus selbst die Extreme in Kreuz und Auferstehung beließ, muß mit ansehen, wie seine Kunst, seine Botschaft ins Gegenteil verkehrt wird: Anatomische Studien muß man nun nicht mehr z. B. in der Leichenkammer des Antoniter-Hospitals in Isenheim machen, die Schlachtfelder sind übersät mit Gefolterten.[168] Abb. 20

Auch das Mainzer Domkapitel nötigt den Kardinal zu einer eindeutigen Haltung gegenüber den ›lutherischen Predikanten‹. Mathias Grünewald ist für Albrecht nicht länger zu halten.[169] Bevor Grünewald Aschaffenburg verläßt, gibt er seinen Sohn Andres Neithart in die Lehre des Bildschnitzers Arnold Rücker.[170] Mathis gelangt unter dem Schutz des Kardinals 1526 nach Frankfurt.[171] In Frankfurt wohnt Grünewald im Haus des Seidenstickers Hans von Saarbrücken[172] und arbeitet als Seifensieder. Terminus ad quem ist der 1. Mai 1526, an dem in Aschaffenburg ein Gerichtstag unter Vorsitz des Kardinals stattfand, an dem alle Verdächtigen aus dem Hofdienst durch Verurteilung entfernt wurden.[173] Am 27. Februar hatte Grünewald noch von Mainz für in Aschaffenburg geleistete Arbeiten zehn Gulden erhalten.[174] Daß Grünewald unbehelligt nach Frankfurt gelangen kann, belegt das Nachlaßinventar, dort findet sich »eine Schriftrolle auf einen Bürgen wegen des Aufruhrs, also ein Freibrief, daß trotz Beteiligung oder Verdächtigung der Besitzer der Rolle unter Stellung eines Bürgen außerhalb der Strafverfolgung gesetzt ist«[175]: »(Fol. 2) [22] Item 1 rol uff eyn gebugen, [?] der uffror halben«.[176] In unmittelbarem Zusammenhang (»[20]«) werden die Zwölf Artikel erwähnt ... In Frankfurt regelt er seinen Nachlaß und übersiedelt 1527 in das mittlerweile protestantische Halle[177], wo er um 1521 die Mauritius-Tafel gemalt hatte.

Es muß zu denken geben, daß im Nachlaß Grünewalds keine Schriften jener Mystikerinnen und Mystiker belegt sind, die von zahllosen Auslegerinnen und Auslegern des Grünewaldschen Werkes gerne zur religiösen Interpretation seiner Kunst unterlegt werden.[178] Auffällig ist vielmehr, daß Grünewald die reformatorische Gewichtung der Heiligen Schrift dadurch aufnimmt, daß er z. B. in allen Wandlungen des Isenheimer Altars das geschriebene Wort dominant Tafel 3 vorkommen läßt: Der Standflügel (Sebastian) nimmt die Motive des 91. Psalmes auf. Geschlossener Altar (Kreuzesinschrift nach Joh 19,19b Abb. 17 und Aufschrift Joh 3,30 und aufgeschlagenes Buch in der linken Hand des Täufers [Text unleserlich]) und ikonographisch Joh 1,29; Erste Tafel 2 (LF) Öffnung [Jes 7,14 in aufgeschlagenem Buch vor Maria und Buch bei Prophet Jesaja (Text unleserlich; Scheja ist der Auffassung, daß es sich andeutungsweise um die gleiche Textstelle handelt, wie im aufge- Tafel 1 schlagenen Buch vor der Maria[179] auf linkem Flügel ›Verkündi- Abb. 11+12 gung‹]; Zweite Öffnung (rechter Flügel [Versuchung] Beutelbuch und beschrifteter Zettel am Baumstrunk. Auf dem Geschlossenen Altar dominiert das Karfreitagsmotiv (Mt 27,31–61 par.). Die Erste Öffnung hat neben Verkündigungs- (Lk 1,26–38), Auferstehungs- (Mt 28,1–10 par.; vgl. auch zu den Rüstungen der Soldaten: Mt 6,19f) und Menschwerdungsmotiv (Lk 2,1–20) im Engelskonzert in der Gestalt und Haltung der Maria auf das Magnifikat (Lk 1,46–55) Bezug genommen. In der Zweiten Öffnung lassen sich biblische Bezugnahmen auf u. a. 1. Kön 17 und Hiob 5,23f (Antonius und Paulus) und Hiob 5,22 und Mi 7,8 (Versuchung des Antonius) erkennen.

M. Zucker[180] machte 1899 aufmerksam auf eine Bezugnahme Philipp Melanchthons auf das Werk Grünewalds in seinen 1531 erschienenen ›Büchern von der Rhetorik‹; dort vergleicht er Grünewald mit Cranach und Dürer: »Durerus enim pingebat omnia grandiora, et frequentissimis lineis variata. Lucae (Cranach, R. M.) picturae graciles sunt, quae etsi blandae sunt, tamen quantum disent a Dureri operibus, collatio ostendit. Matthias quasi mediocritatem servabat.«[181] Das von Nikolaus Herman 1560 gedichtete Lied »Wir wollen singn ein' Lobgesang ...« (zum Johannestag am 24. Juni) geht in seiner Substanz zurück auf einen Text von Melanchthon (1539): ›Aeterno gratias patri‹. In der vierten Strophe (Evangelisches Gesangbuch 141) heißt es zu Johannes unter vermutlicher (?)[182] Bezugnahme auf den Isenheimer Altar: »Er zeigt ihn mit dem Finger an ...« Zülch[183] unterstellt eine Bekanntschaft zwischen Grünewald und Melanchthon.[184]

Es muß zweifelsohne zu denken geben, daß Nachlaßinventar, biographische und zeitgeschichtliche Überschneidungen mit der (vor-)reformatorischen Bewegung und deren Einfluß auf das Kunstschaffen eine Nähe Grünewalds zur Reformbewegung belegen. Deshalb wird eine Interpretation seiner Kunst, die von einer Zuneigung zu den Fürsprechern einer religiösen (kirchlichen) *und* sozialen Erneuerung absieht, Mathias Grünewald nicht gerecht.

Es mag sein, daß Grünewald bereits auf dem Isenheimer Altar, versteckt in das letzte Bild (Zweite Öffnung, rechter Flügel: Versuchung des Antonius), seine Enttäuschung über eine nicht reformwillige Kirche zum Ausdruck gebracht hat. Heinrich Alfred Schmid, der Nestor[185] der Grünewald-Forschung, äußert sich zu einem winzigen Detail des Versuchungsbildes: »Die Hauptfigur ist einem Nilpferd nachgebildet; die Bezahnung freilich gleicht der eines Krokodils oder Haifisches. Hinter den beiden steht ein Idiot aus dem Pfrundhaus, mit triefender Nase, dunkelbraunem Gesicht, einer roten Mütze, an der die Schnüre wie bei den Kardinalshüten herabhangen, und rotem Rock. Er stützt die Linke in die Hüfte und hält mit der Rechten eine Art Feuerhaken mit zwei gebogenen Spitzen.« Schmid fügt vorsichtig und einschränkend hinzu: »Offenbar eine Anspielung, die aber kaum mehr zu enträtseln ist.«[186] So vorsichtig und einschränkend er sogleich kommentierte, so wenig wollte er offensichtlich auf diesen Hinweis verzichten!

Tafel 1 (RF)

Grünewald und die Mystik

Darüber scheint nicht mehr verhandelt werden zu müssen, daß sich Grünewald fest in der Hand der Mystikerinnen und Mystiker befand: »Grünewald ist Mystiker, er wird von Phantasievorstellungen ... bewegt.«[187] »Er ist unter den zeitgenössischen Malern der wesentliche Mystiker.«[188] Solche Einschätzungen werden in der Grünewald-Forschung reichlich und gerne vorgenommen. Auffällig ist, daß diese liturgisch-dogmatisch-symbolisch orientierten Auslegungen erst im 20. Jahrhundert anheben. »Im 19. Jahrhundert wußte man kaum etwas von der Einwirkung mystisch-typologischer Anschauungen auf den Meister.«[189]

Heinrich Feurstein, ein katholischer Priester, hatte in seinem 1930 erschienenen Grünewald-Buch dieser Einschätzung dadurch aufgeholfen, daß er im Werk Grünewalds eine elementare Berührung »mit dem Birgittinischen[190] Gedankenkreis« nachzuweisen sich in der Lage sah.[191] Der von ihm durchgeführte Nachweis einer diesbezüglichen Abhängigkeit hat geradezu schulbildend gewirkt. Fast ausnahmslos hat die Grünewald-Forschung die These Feursteins kritiklos[192] übernommen.[193] Feurstein verschweigt allerdings, daß seine Bezugnahme auf die Offenbarungen der heiligen Birgitta für die Grünewald-Forschung einen prominenten Vorläufer hatte: Franz Bock, der 1904 die erste umfangreiche Monographie zu Grünewald vorlegte, wies bereits ausführlich auf einen möglichen Zusammenhang hin.[194]

Vor Feurstein hatte bereits Wilhelm Niemeyer[195] 1921 auf eine mögliche Beziehung zu Meister Eckhart (ca. 1260–1328) und Heinrich Seuse (ca. 1295 / 1300–1366) aufmerksam gemacht (Vision des Horologium aeternae sapientiae). 1929/30 bzw. 1936 zieht Wilhelm Fraenger in der Betrachtung des Mittelbildes der Ersten Öffnung einen Vergleich zu einer Weihnachtspredigt des Johann Tauler (ca. 1300–1361).[196]

Georg Scheja erweitert 1969 den Reigen um Hildegard von Bingens (1098–1179) ›Scivias‹[197] sowie Dante Alighieris (1265–1321) ›Divina Commedia‹[198], so daß er abschließend feststellt, das Programm Grünewalds setze »die Kenntnis der spätmittelalterlichen Mystik, ihrer Literatur und Dichtung voraus.«[199] Die von Georg Scheja vorgetragenen Ergebnisse hat neuerdings Berta Reichenauer wiederholt, ohne allerdings ihren Vorgänger namentlich zu benennen.[200]

Diese Zuordnungen (die sich selbstverständlich noch ergänzen ließen durch Hinweise auf den heiligen Bernhard[201] u. v. a.) behaupten jeweils Aufschlüsse zu geben über das theologische Programm Grünewalds. Woran aber erkennt man einen Mystiker?[202]

Das Phänomen unmittelbarer mystischer Erfahrung gerät zwangsläufig in Konkurrenz zu einer christologischen Interpretation, sofern die *Vermittlung* des Heils in den Vordergrund gestellt wird: Das Christusgeschehen in Kreuz und Auferstehung hat für den Gedanken der *unio mystica* keine konstitutive, sondern bestenfalls eine exemplarische Bedeutung und wirft umgekehrt für die Christologie das Problem des Synergismus (d.h. des Zusammenwirkens von Gott und Mensch) auf. In diesem Zusammenhang ergibt sich die grundsätzliche Frage, ob Mystik im strengen Sinne Theologie (verstanden als Gotteslehre) oder »eine bestimmte Art theologischer Anthropologie« ist.[203] Sofern sie eine bestimmte Art theologischer Anthropologie ist, stellt sich des weiteren die Frage nach der Qualität der ontologischen Einheit von Mensch und Gott als des Problems von Gut und Böse: Ist die Sünde eine so grundsätzliche Verfehlung zu Gott hin, daß sie konstitutiv nur durch Gott selbst überwunden werden kann (im Kreuz Christi), so daß ein mystisches Stufendenken als intendierte Möglichkeit zur Überwindung dieser Verfehlung im Akt des mystischen Erlebens in Konkurrenz zu einem streng theologischen Begriff der Sünde treten muß?! Grünewald in engen Zusammenhang mit der Mystik zu stellen, kann nur gelingen, wenn seine Kreuzigungsdarstellung eine für sein theologisches Programm nicht konstitutive Bedeutung haben sollte, sondern im Reflex lediglich Ausdruck jener unio mystica ist, die man durch die Gestalt und Haltung z. B. der Maria repräsentiert sieht.[204] Auffällig ist, daß sich die Zuweisungen Grünewalds zur Mystik hauptsächlich auf seine Mariendarstellungen beziehen. Zum Schaden der Grünewald-Forschung wurde der sozial-religiösen Deutung Joris-Karl Huysmans im deutschsprachigen Raum weniger Aufmerksamkeit zuteil als in Frankreich.[205] Huysmans verband die Frage nach einer angemessenen christologischen Interpretation mit der Frage nach der sich damit verbindenden Ethik unter ausdrücklicher Bezugnahme auf den Ort, an dem sich z. B. der Isenheimer Altar befand. Daß Grünewald das Kunstwerk für ein Hospital angefertigt hatte, konnte für Huysmans nicht ohne Bedeutung sein, zumal in diesem Hospital Schwerstkranke versorgt worden waren. So wenig man der Mystik ethische Indifferenz unterstellen darf, so wenig besteht aber »ein überzeugender Zusammenhang von mystischer Religiosität und (sozial-)ethischem Engagement«[206] im Sinne organisierter Diakonie.

Tafel 3

Abb. 18

Abb. 5

Die Frage, ob Grünewald Mystiker war, kann auf diesem Hintergrund nicht so eindeutig beantwortet werden, wie es die zahllosen Zuordnungen aus der Fülle mystischer Literatur so entschieden voraussetzen. Daß Grünewald sich seiner künstlerischen Aufgabe nicht ohne eigene tiefe religiöse Verwurzelung gestellt hat, liegt auf der Hand.[207] Sofern durch Mystiker und Mystikerinnen in der Folge ikonographische Umgestaltungen (und also indirekte Einflußnahmen auf das Kunstgeschehen) erfolgt sind[208], kann dies nicht im Umkehrschluß bedeuten, daß die in den ersten Jahrzehnten nach 1500 geschaffenen »bildnerischen Mittel zur Darstellung zentraler Erfahrungen der Mystiker« bei Künstlern wie z. B. Hugo van der Goes, Dürer oder

Grünewald ein mystisches Selbstverständnis voraussetzen.[209] »Daß diese neuen Darstellungsweisen auf eigene mystische Erfahrungen der Maler zurückzuführen seien, ist nicht zwingend. Tiefes religiöses Erleben verbunden mit imaginativer Umsetzung der Visionsberichte reichten für die Darstellung dieser neuen Sicht.«[210]

Es muß zu denken geben, daß ein Grünewald-Gelehrter wie Hanns Heinz Josten eine (nach wie vor überzeugende) Monographie vorlegen konnte, ohne auch nur *eine* positive Verbindung zu mystischem Gedankengut herzustellen.[211] Josten unterstellt Grünewald m. E. mit Recht eine Wahrnehmungswilligkeit und -fähigkeit, die nicht gewiesen ist an nationale Grenzen und also eine sich in diesen Grenzen jeweils aus sich selbst rechtfertigende nationale Erhebung; in diesem Zusammenhang gibt die Grünewaldforschung in weiten Teilen ein unrühmliches Beispiel ab, z. B. wenn man meint, ihn als deutschen Künstler einseitig auf nationale Leitbilder reduzieren zu müssen, wie z. B. Friedrich Alfred Schmid Noerr, der den Isenheimer Altar als »das vielleicht großartigste uns erhaltene Denkmal spätmittelalterlicher Mystik in Deutschland«[212] rühmte.

Vielmehr wäre von der Sache her zu fragen, inwieweit überhaupt Kunst angemessen mystisches Erleben wiedergeben kann, wenn die höchste Stufe ästhetischen Erlebens die religiöse Grunderfahrung an sich ist. In diesem strengen Sinne war Grünewald kein Mystiker, sondern ein Künstler, der sich in seinem Kunstschaffen exklusiv orientierte am biblischen Zeugnis und von dorther seine Bildbezüge zu gestalten suchte als inklusive Einzeichnung des Lebens und der sozialen Wirklichkeit in das Geheimnis des dreieinigen Gottes. In diesem Sinne repräsentierte Grünewald auf seine Weise das Grundmuster einer evangelischen Spiritualität. Wahrnehmung Gottes ereignete sich für ihn nicht in der mystischen Versenkung einer einzelnen Menschenseele, sondern u. a. in der Tiefe der sozialen und
Abb. 11 physischen wie psychischen Not der Kranken des Hospitals in Isenheim. In Grünewalds Spiritualität ist ihrem Wesen nach eine ›Spiritualität der Befreiung‹[213] bereits vorgezeichnet.

Der Isenheimer Altar – Versuch einer Verständigung

Die Antoniter und das Antoniusfeuer

Bibellektüre (Mt 19,16–26 = ›Der reiche Jüngling‹) soll das auslösende Moment gewesen sein dafür, daß der um 251 in Ägypten geborene Antonius als Zwanzigjähriger seine Habe den Armen gegeben und ein Leben in der Einsamkeit (2Ö / LF) einer Wüste unweit des Roten Meeres (Thebais) geführt hat. Dort wurde der Eremit aufgesucht und um Trost und Rat gebeten. In der Vita Antonii des Bischofs von Alexandrien, Athanasius, wird Antonius, dem auch Wunderkräfte nachgesagt wurden, als Streiter gegen die Dämonen geschildert (2Ö / RF): In der ›Legenda aurea‹ wird berichtet, daß Antonius einmal von einer Menge von Dämonen derart verwundet wurde, daß er wie tot in seine Höhle getragen werden mußte. »Also lag er, von den Schmerzen seiner Wunden darniedergestreckt; aber mit der Kraft des Geistes reizte er die Teufel abermals zum Streite. Da erschienen die bösen Geister in mancherlei greulicher Tiere Gestalt und zerzerrten ihn abermals mit den Hörnern und Zähnen und Krallen gar jämmerlich. Aber auf einmal kam ein lichter Schein und verjagte die Teufel ganz und gar; und Antonius war alsbald gesund. Da verstund er wohl, daß Christus gegenwärtig war, und sprach ›Guter Jesu, wo warest du, daß du nicht zu dem ersten bist hie gewesen, und mir halfest und heiltest meine Wunden?‹ Da antwortete unser Herr und sprach ›Antoni, ich war bei dir, doch gelüstete michs, zuzusehen deinem Streit; nun aber, da du so mannlich hast gestritten, will ich deinen Namen groß machen in aller Welt‹.«[214] 356 soll der ›Vater der Mönche‹ fast 105jährig gestorben sein.

Tafel 1

Abb. 12

Die um 1070 erfolgte Überführung der angeblichen Reliquien des Eremiten Antonius von Konstantinopel in ein kleines Dorf in der

Dauphiné (halbwegs zwischen Grenoble und Valence) läßt diesen Ort rasch zu einem bedeutenden Wallfahrtsort[215] werden, der sich dementsprechend in ›Saint-Antoine‹ (heute: Saint-Antoine-de-Viennois) umbenannte. 1083 wird dort eine benediktinische Priorei errichtet.

1095 erfolgt durch Gaston de la Valloire aus Dankbarkeit über die Heilung seines Sohnes zusammen mit einem anderen Adeligen die Gründung einer Laienbruderschaft, um dem anwachsenden Pilgerstrom zu Diensten zu sein. Die Heilerfolge dieser Bruderschaft werden rasch bekannt. Die ärztliche und pflegerische Hilfe professionalisiert sich: »Vertragschirurgen«[216] werden in den Hospitälern eingestellt.[217] Spezialmedikamente werden verabreicht: Antoniuswein und Antoniusbalsam.[218] »Die Bedeutung, die die Antoniterbrüder im Kampf gegen das ›höllische‹ oder ›heilige Feuer‹ erlangten, kann man daran ermessen, daß der Name der Krankheit künftig im Volksmund das Antoniusfeuer hieß.«[219] Antonius nimmt in der Verehrung der Pilger mehr und mehr die Züge eines großen Thaumaturgen an. Ehemals Helfer in der Not wurde er nun als Herr über die Krankheit angerufen, die er im Volksglauben auch selbst »als Strafe für jegliche Art von Geringschätzung verhängte. Daß auch Furcht vor dem Herrn der schrecklichen Pein als Motiv bei den Antoniussammlungen eine Rolle gespielt hat, steht außer Frage«[220].

Tafel 1 Das Erkennungszeichen der Antoniter wurde das Schweinchen (vgl. 2Ö: Skulptur des Antonius und kniende Figur des Bürgers wie auch 1Ö [Menschwerdung], dort sieht man als Tangente der Aureole des Christuskindes eine Herde[221] von Schweinen): Die Ferkel, die den
Abb. 14 Antonitern als Gabe zugedacht worden waren, konnten frei herumlaufen und sich von Abfällen ernähren. Gut gemästet wurden sie verkauft oder in den Hospitälern des Ordens verzehrt. Um Verwechslungen auszuschließen, wurden diese Schweine mit einem Kreuzeszeichen bzw. einem T (Tau) versehen, »das Zeichen der Bruderschaft seit der Mitte des 12. Jahrhunderts, das die Brüder in hellblauer Farbe auch an ihrer Kleidung trugen ..., (gedeutet als) die ›Potentia‹ (mittellat.: ›Krücke‹) – so die in der Gemeinschaft übliche Bezeichnung – als die Krücke der Krüppel«[222], oder sie trugen ein Glöckchen im Ohr (das Läuten der Glocke kündigte bei den Sammlungen der Antoniter den Beginn der Kollekte an).[223]

In der zweiten Hälfte des 12. Jahrhunderts wird in Isenheim eine Präzeptorei errichtet.[224] Günstig gelegen zwischen Mainz und Basel auf dem Wallfahrtsweg[225] nach Rom oder Santiago de Compostela wächst die Bedeutung dieser Außenstelle der Antoniter und wird 1290[226] dementsprechend Generalpräzeptorei.[227] »Der seit dem 11. Jahrhundert zunehmende Pilgerverkehr, besonders nach Santiago und Rom, führte zu einem Ausbau von Pilgerherbergen und Hospitälern entlang der großen Pilgerrouten ... Ein anderes System von Unterkünften, die auch von Pilgern, vor allem reisenden Mönchen benutzt wurden, waren die Klöster wie auch eigens eingerichtete Hospize und Herbergen verschiedener Orden.«[228]

Seit dem Hochmittelalter galt die ›Apostelstadt‹ Santiago »neben Jerusalem und Rom als eines der bedeutenden Fernwallfahrtsziele«.[229] Isenheim wird vom Pilgerstrom aus dem südlichen Mitteldeutschland und aus dem oberdeutschen Raum frequentiert worden sein. Dieser Strom führte »über Einsiedeln / Genf ins Rhonetal (Oberstraße). Von dort schlugen wohl viele Pilger die Straße von Le Puy ein«[230], oder aber man ging über Valence weiter nach Arles und traf dort auf einen ›Chemin traditionnel‹, der über Montpellier nach Santiago de Compostela führte.

Auf der Predella der Zweiten Öffnung ist rechts neben der Christus-Halbfigur Jakobus[231] mit dem Pilgerhut zu erkennen, an dem sich als Zeichen der Pilgerfahrt[232] nach Santiago de Compostela eine Muschel[233] befindet. »Noch vor Ende des XII. Jahrhunderts besaßen (die Antoniter) über einhundert Niederlassungen, bis hinein nach Deutschland, Italien, Spanien und ins Heilige Land.«[234] Tafel 1

1202 wird die Ordensgemeinschaft der Antoniter durch Innozenz III. bestätigt, die Konventsgründung erfolgt 1247 (Innozenz IV.), 1297 wird durch Bonifaz VIII. die Ermächtigung erteilt, nach der Regel des Augustinus zu leben. Gleichzeitig wurden die Benediktiner in Saint-Antoine verpflichtet, die Reliquien des Antonius an die Ordensgemeinschaft der Antoniter zu übergeben. Die Priorei wurde in eine Abtei umgewandelt und direkt dem Heiligen Stuhl unterstellt.

1323 werden allein 42 Generalpräzeptoreien gezählt.[235] 1330 erfolgte eine für die Sicherung und den Zuwachs der Kollekten der Antoniter wichtige Entscheidung durch Johannes XXII.: »Es (war) allen ausser den Antonitern untersagt, Altäre oder Kapellen zu errichten, die dem Heiligen geweiht werden sollten.«[236]

»In den beiden letzten Jahrzehnten des 11. Jahrhunderts wurden weite Landstriche Westeuropas von einer Krankheit heimgesucht, die man wegen ihres spürbarsten Symptoms, der heftigen brennenden Schmerzen, meistens ›ignis sacer‹, ›Heiliges Feuer‹[237] nannte. Man hat diese Krankheit einwandfrei erst im 18. Jahrhundert als Mutterkornvergiftung identifiziert, die in zwei Formen auftrat, dem häufigeren ›Ergotismus gangraenosus‹ und dem ›Ergotismus convulsivus‹«.[238] Der Verzehr von mutterkornverseuchtem Brot wurde dadurch begünstigt, daß die Basis pflanzlicher Ernährung im Mittelalter die Getreidearten waren. »Das frühe Mittelalter ... erlebte die stürmische Ausdehnung des Roggenanbaus, der im späten Mittelalter die bisweilen wichtigste Getreideart in Mitteleuropa wurde.«[239] In einem zeitgenössichen Dokument heißt es: ›Viele Menschen wurden von einer verheerenden Seuche, dem heilgen Feuer, dahingerafft oder verkrüppelt; die brandige Vergiftung verzehrte ihre Glieder elendiglich. Gegen diese Höllenqualen, diese Geißel der Menschheit, weiß man kein besseres Mittel, als die Hilfe des heiligen Antonius zu erflehen und sich unter seinen Schutz zu stellen‹ [Chabert, 1090].[240]

Als erster Arzt hatte Tuillier, Leibarzt des Herzogs von Sully in Angers, »im Jahre 1630 die Kausalität Mutterkorn – Gangraen erkannt«.[241] Das Verdienst, Ursprung und Wesen dieser Epidemien wissenschaftlich geklärt zu haben, »gebührt einer von der Société Royale de Médecine de Paris eingesetzten Kommission ... Ihre ›Recherches sur le feu Saint-Antoine‹ ... wurden in der Sitzung vom 31. Dezember 1776 vorgetragen.«[242] Das Roggen-›Mutterkorn‹ (die Bezeichnung ist mythologischen Ursprungs) ist ein der Form nach übergroßes Getreidekorn. Der hellbraune bis violettbraune Getreideparasit ist das Dauerstadium des Schlauchpilzes ›Claviceps purpurea‹. »Während des komplizierten Lebenszyklus des Pilzes werden unter anderem in reifenden Getreidekörnern Fruchtkörper ausgebildet, die als Sklerotien bezeichnet werden und die Sporenträger des Pilzes tragen.«[243] Die Sklerotien fallen zur Reifezeit aus, bleiben über Winter am Boden liegen und keimen im Frühjahr. Die Sporen des Pilzes werden durch Wind auf die Narben der Roggenblüten übertragen, so daß sich der Kreislauf der Entwicklung der Sklerotien wieder schließt bzw. neuerlich beginnt. »Allen Epidemien gemeinsam ist der Ausbruch im frühen Herbst, nämlich dann, wenn der Roggen der neuen Ernte vermahlen und verbacken wird.«[244] Hauptalkaloid des Mutterkornpilzes ist ›Ergotamin‹ (franz.: *ergot* = Mutterkorn und *Am*monium als Alkaloid). Bei entsprechend starker Dosis führte die Mutterkornvergiftung zu Gefäßverengung und Gewebstod in den Extremitäten (Ergotismus gangraenosus).

Grünewald hat ein solches Opfer einer Mutterkorn-Vergiftung auf
Abb. 11 dem rechten Flügel der Zweiten Öffnung (Versuchung des Antonius)

mit Schwimmhäuten als Hinweis auf das Kältegefühl in den Gliedmaßen (links unten) abgebildet.[245] Die Gestalt trägt die wesentlichen Merkmale eines Ergotismus gangraenosus an sich: Der Leib ist grün-blau-schwarz (livid) verfärbt mit einer dünnen durch Flüssigkeit stark hervorgewölbten und mit Blasen übersäten Bauchdecke. Der entzündliche Ascites[246] rührt von einer durch das Mutterkorn verursachten »haemorrhagischen Enteritis her«[247], die Arme und Hände sind wie mit einer pergamentartigen Haut überzogen. Die starke Atrophie[248] der Extremitäten »ist ein typisches Merkmal des Ergotismus. Furunkulose[249] und Pyodermie[250] sind Zeichen der geschwächten Abwehr«.[251] Die Erkrankung verläuft in verschiedenen Stadien: »Zunächst die glühende Hitze und Rötung, dann die eisige Kälte und die Ausbildung einer Gangraen«.[252] Die Gangraen[253] ist im übrigen auch ein Merkmal der Pest infolge der Eiterbeulen und insofern ein pathogenetisches Moment der Bezeichnung ›Antoniusfeuer‹ überhaupt. Deshalb konnte Grünewald guten Grundes Sebastian als »einen der in Pestzeiten am häufigsten angerufenen Fürbitter« auf den Standflügel gegenüber Antonius darstellen.[254]

Tafel 1 (RF)
Abb. 11
Tafel 3

Die Mutterkornvergiftung trat zudem in einer zweiten Manifestationsform auf als ›Ergotismus convulsivus‹: diese Form äußerte sich in heftigen und schmerzhaften tonischen Krampfanfällen, die zu Kontrakturstellungen[255] der Extremitäten führten. »Die konvulsive Form, im Deutschen ›Kribbelkrankheit‹ genannt, wurde hauptsächlich in Deutschland und in Rußland beobachtet, die gangränöse, das eigentliche heilige Feuer, vorwiegend in Frankreich.«[256]

Die fürchterliche Kausalkette von jeweiliger Roggenernte, Vermahlen und Verbacken und Ergotismus (ätiologisch auffällig der Zusammenhang von Ergotismus und schlechter Ernte bzw. Hungersnot) wurde durch die Einführung der Kartoffel als Grundnahrungsmittel durchbrochen sowie durch verfeinerte Methoden der Vorratssicherung und des Mahlens des Korns. Vorsichtsmaßnahmen[257] gehören heute zum Standard. Ob in der Folgezeit Pestkranke, Syphilitiker oder Lepröse behandelt wurden, müssen genauere medizingeschichtliche Untersuchungen (z. B. zur Geschichte der Hospitalgeschichte) ergeben. In der Regel besaßen die Klöster »mindestens ein Infirmarium (für Mönche; *Infirmität* = Gebrechlichkeit, R. M.) oder ein Hospitale pauperum (für Arme und u. U. Pilger, R. M.).«[258] Dazu konnte je nach Lage, Größe und Auftrag ein Haus für Gäste hinzukommen, eine Leproserie (für ansteckende Erkrankungen) in entsprechender Entfernung zum Kloster und ein Hospital für die Novizen, Konversen und Laienbrüder. Da es sich in Isenheim um eine Ordensgemeinschaft handelte, die auf die Abb. 5 Behandlung der Alkaloid-Intoxikation spezialisiert war[259] und an einem vielbegangenen Pilgerweg[260] lag, wird man vermuten dürfen, daß das Isenheimer Kloster der Antoniter über mehrere Hospitäler verfügte, die unterschiedlichen Bezugsgruppen zugeordnet waren.[261]

Die Konzeption des Altars

Planung und Fertigstellung des der Maria geweihten Altars fallen mit Abb. 6 einer umfangreichen Neugestaltung und Erweiterung des Kirchenbaus in Isenheim zusammen, die unter Jean d'Orlier[262] etwa um 1470 begonnen und unter seinem 1516 verstorbenen Nachfolger Guido Guersi fertiggestellt wurde.[263] Die Erstellung des Altars vollzog sich in zwei Abschnitten: der Schrein, die Skulpturen (Lindenholz – vergoldet) und die überwältigende Zierarchitektur des Gesprenges des Straßburger Bildhauers Niclas Hagenauer sowie die Predella (Halbfiguren in farbig gefaßtem Lindenholz: Christus und Apostel beim Abendmahl), die (bis auf die Christusfigur) von einem Mitarbeiter Hagenauers (Beychel?[264]) stammt, entstand gegen 1500 oder gar noch früher.[265]

Ob Jean d'Orlier den Auftrag dazu erteilt oder nur die Planungen eingeleitet hat, ist ungewiß. Er erscheint auf dem geschnitzten Altarteil als Stifter zu Füßen des Antonius – unter dem Schutz des Augustinus. Da der Schrein vermutlich um 1500 entstand und Orliac sein Amt 1490 aufgab, »müßte der Schrein aus hinterlassenen Stiftungsmitteln Tafel 1 erstellt worden sein, falls Orliacs Bild nicht überhaupt nur zu seinem Gedächtnis angebracht wurde«.[266]

Der Auftraggeber für die Gemälde des Mathias Grünewald wird Abb. 3 der Präzeptor Guido Guersi gewesen sein, dessen Wappen[267] auf Tafel 1 (LF) dem linken Flügel der Zweiten Öffnung (Begegnung Antonius und Paulus) unten links abgebildet ist. Ob auf der Salbbüchse (Geschlos- Tafel 3 sener Altar, Kreuzigung) die Jahreszahl ›1515‹ entziffert werden kann, ist unwahrscheinlich.[268] Höchstwahrscheinlich wurden die Altarflügel von 1512 bis 1515/16[269] in Isenheim gemalt (»kürzlich[270] wurde auch Grünewalds übermaltes Monogramm am Sockel des heiligen Sebastian nachgewiesen«[271]). Grünewald hat als Bildträger Lindenholz verwendet. Die Flügel waren farbig eingefaßt und vergoldet. Seine großartige »Konzeptionsidee« (Bernhard Saran)[272] bestand darin, in Anlehnung an die vorgegebene Form des Schreines (dadurch bedingt die Eckübelhöhungen der Flügel) jeweils große Malflächen zu erhalten, indem er in der Mitte über die Flügelbegrenzung hinwegmalt und den Eindruck einer ungeteilten großen Bildfläche erzeugt.

Der Form nach handelt es sich um einen Wandelaltar (Retabel) mit sechs Flügeln, dessen vier beidseitig bemalte Flügel durch seitliches Aufklappen jeweils neue Ansichten (›Wandlungen‹) ergeben.[273] Der Isenheimer Altar hat drei Ansichtsmöglichkeiten: der Geschlossene Altar mit links und rechts festmontierten und einseitig bemalten Standflügeln (der Pestheilige Sebastian und Antonius) und die Kreuzigungsszene in der Mitte. In der Ersten Öffnung im Zentrum das Engelskonzert und die Menschwerdung sowie auf den ausgeklappten Flügeln die Verkündigungszene und die Auferstehung Christi. Für den Geschlossenen Altar und die Erste Öffnung befindet sich auf der Predella die Grablegung Christi. Die Zweite Öffnung gibt den Blick frei auf den Schrein mit den Skulpturen und den beiden Flügeln zur Ordenslegende sowie die geöffnete Predella (Halbfiguren: Christus und die Apostel). Wie aber ist die Abfolge der Wandlungen des Altars in seinen trinitätstheologischen, christologischen, mariologischen und ethischen Bezügen unter besonderer Gewichtung der Ordenslegende dem Kirchenjahreskreis zuzuordnen? Wurde – wie meistens angenommen wird – an gewöhnlichen Tagen (sowie zur Fastenzeit) von den Erkrankten der Geschlossene Altar angeschaut: der Blick auf das dem Leidenden vorgeordnete Leiden Christi sowie die zur eigenen Heilung anzurufenden Heiligen Antonius und Sebastian? Im Ablauf eines Kirchenjahres stellte überwiegend diese Ansicht die Kranken vor die soteriologische Fragestellung nach Heil und Heilung. An den Christusfesten und den Marienfesten sollte der Altar den Blick frei geben auf die Verankerung des Heils in der Advents- und Weihnachtsbotschaft sowie in der Auferstehungsbotschaft. Die Zweite Öffnung hätte schließlich den Patronatsfesten zu gelten, die im Zusammenhang der Geschichte und Zielsetzung der Ordensgemeinschaft (Ordenslegende) gefeiert wurden.

Grafik 2

Tafel 3

Tafel 2

Tafel 1

Mit der ikonographischen Zuordnung der jeweiligen Tafeln und Wandlungen zum entsprechenden Anlaß des Kirchenjahres oder der Ordenslegende wurde darüber hinausgehend auch die für den gewöhnlichen Alltag angenommene Wandlung vorbehaltlos festgeschrieben: Da das Bildprogramm nach gängiger Auffassung mit dem

Geschlossenen Altar eröffnete, wurde vorausgesetzt, daß der Geschlossene Altar auch die für den Kloster- und Hospizalltag gewöhnliche Ansicht gewesen ist.[274] Sofern man jedoch auf diese Weise die Eröffnung des Bildprogramms den weiteren Wandlungen voraussetzen möchte, gelangt man unweigerlich in der Zweiten Öffnung an
Tafel 1 (LF/RF) jene Klippe, daß das versöhnliche Gespräch zwischen Paulus und Antonius vor dessen Versuchung zu stehen kommt. Oskar Hagen ist dieser Frage im vorhinein ausgewichen, indem er ein das Altarwerk strukturierendes Bildprogramm generell in Zweifel zieht: »Grünewalds Gemälde beweisen jedoch durch Symptome unterschiedlichster Art, daß er tun und lassen konnte, was ihm recht schien, *sofern* nur die vorgeschriebenen dogmatischen Lehrgedanken *sinngemäß* zum Ausdruck kamen.«[275] Walter Karl Zülch meinte diese Klippe[276] umgehen zu können, indem er bei seiner Interpretation des Altarwerkes in den Bildfolgen des Geschlossenen Altars und der Ersten Öffnung – logisch dem Sehrhythmus folgend – die Tafeln jeweils von links nach rechts beschreibt. Erst in der Zweiten Öffnung durchbricht er diese Logik und eröffnet seine Interpretation mit dem rechten Versuchungsbild, um mit der linken Tafel versöhnlich schließen zu können.[277]

Pantxika Béguerie, die Konservatorin des Musée d' Unterlinden, äußerte mir gegenüber die Vermutung, daß nicht der Geschlossene Altar in der Regel zu sehen war, sondern die Zweite Öffnung, also die Skulpturen mit Antonius in der Mitte.[278] Diese Einschätzung würde meine These verstärken, daß dem letzten Bild des Altars (RF / 2Ö [Versuchung]) eine Schlüsselfunktion zukommt: Es schließt einerseits das Programm ab und eröffnet wieder neu die Wandlungen. Mit der Öffnung des Programms durch diesen Flügel schlägt der Altar in
Grafik 3 seinen Wandlungen einen Kreis, der ausgehend von rechts durch alle Öffnungen hindurch nach links wieder in der Zweiten Öffnung im linken Flügel einmündet und so das Programm auf dem rechten Flügel eröffnet zu einem erneuten Kreislauf, wobei die Wandlungen streng nach ihren formalen Vorgaben durch die beidseitig bemalten Flügel erfolgen. Ausgehend von der Form eines Wandelaltars nutzt Grünewald die mechanische Abfolge der jeweiligen Wandlungen als *inhaltliches* Strukturprinzip seines Bildprogramms.

Im folgenden trage ich deshalb mein Verständnis der Konzeption
Grafik 3 der Wandlungen des Altars vor, die davon ausgeht, daß die gewöhnliche Wandlung die Zweite Öffnung war, die die Kranken mit Antonius (1), dem Ordenspatron und Thaumaturgen, bekannt machte.[279]

Seine Verwurzelung im Zeugnis der apostolischen Botschaft (Skulpturen der Predella, Christus und die Apostel [2]) dominiert das Programm. Der Altar erschließt sich in allen seinen Wandlungen ausgehend vom rechten Flügel der Zweiten Öffnung (3): Die Kranken Abb. 7 entdecken sich selbst wieder im Bildnis der links unten kauernden Gestalt. Auch sie trifft in der Nähe des Antonius ein göttlicher Lichtstrahl des Heils. Durch die Wandlung dieses Flügels wird auf dessen Rückseite das Menschwerdungsbild der Ersten Öffnung (4) sichtbar: Im Menschwerdungsmotiv erfahren die Kranken von der Nähe Gottes in Christus. Das zerissene Beutelbuch des rechten Flügels der Zweiten Öffnung hat sozusagen auf seiner Rückseite die zerrissene Windel des Christuskindes. Gott ist ein naher Gott. Der Blick geht nach rechts auf den rechten Flügel der Ersten Öffnung zur Auferstehung oder Himmelfahrt Christi (5): Grünewald erweitert das trinitätstheologische Beziehungsgeflecht von Vater und Sohn (Menschwerdungsbild: Gottvater im Empyreum und das Kind im Schoß der Maria blicken sich an) um den Gedanken der Vermittlung dieser Koexistenz in der Gestalt des ›Christus praesens‹ (die Arme des Grafik 3 Christuskindes weisen auf den Auferstandenen). Der Auferstandene ist schon nicht mehr sichtbar, er ist gegenwärtig im Zeugnis der an ihn Glaubenden. Der Grund dieses Zeugnisses, die Koexistenz Gottes in sich selbst als die Darstellung der Liebe, erschließt (über die Predella: Grablegung [6]) die neuerliche Wandlung. Auf der Rückseite des rechten Flügels der Ersten Öffnung ergibt der Geschlossene Altar die Kreuzigung (7). Johannes der Täufer und Sebastian (8) auf dem rechten Standflügel (vorausgesetzt ist die als ursprünglich anzunehmende Anordnung!) weisen durch ihre Haltung auf dieses Zentral-Geschehen hin.

Der Kreis ist halb gezogen. Auf den Bildern der rechten Seite aller Wandlungen dominiert das Heilshandeln Gottes in Christus, auf der linken Seite aller Wandlungen wird das christliche Zeugnis diesem Heilshandeln gegenüber dominieren, aber nie so, daß nicht von beiden Seiten her zueinander Bezüge im Bildprogramm hergestellt würden. Schließlich kann der Altar ja nicht nur auf einer Seite gewandelt werden, während die andere Seite geschlossen bliebe. Nicht nur wie *ein* Buch, sondern wie zwei nebeneinander gelegte aufgeschlagene und von außen nach innen parallel auf- bzw. zurückzublätternde Bücher wird der Altar gelesen, wobei die Mittelansichten sich über die jeweiligen Begrenzungen hinweg ergänzen.

Der zweite Halbkreis wird wie der erste Halbkreis durch Antonius (9) auf dem linken Standflügel des Geschlossenen Altars eröffnet. Maria, der Jünger Johannes und Maria Magdalena (10) demonstrieren auf der linken Seite der Geschlossenen Darstellung ihre ganze Angewiesenheit auf das Heilshandeln Gottes.[280] Hinter der linken Seite des Geschlossenen Altars wandelt sich der Altar zur Ersten Öffnung. Auf der Rückseite erscheint der linke Flügel, die Verkündigung an Maria (11). Sie willigt ein in das Geheimnisvolle und Rätselhafte des
Grafik 3 Heilshandelns, so wie sie es auf der linken Seite des Mittelbildes der Ersten Öffnung im Engelskonzert (12) im Wunder der Weihnacht unter dem Tympanon im Torbogen anbetet (wie auch die Engel durch ihre Musik das Wunder der Menschwerdung preisen in Liturgie und Gebet). Noch einmal wandelt sich der Altar. Auf der Rückseite des Engelskonzertes wird der linke Flügel der Zweiten Öffnung sichtbar. Antonius und Paulus (13) repräsentieren in ihrer ganzen Haltung etwas von der Würde der Schöpfung, von der Freiheit der Kinder Gottes. So sehr sich der Kreis im Bildprogramm des Mathias Grünewald unter dem scheinbaren Vorzeichen des Chaos öffnete, so versöhnlich schließt er.

Abb. 6 Zur Zeit, als Grünewald den Altar malte, galt unzweifelhaft, daß die Anlage eines Hospitales »von ihrem Zentrum, von ihrem Altar her«[281], zu verstehen war. »Die Sichtbarkeit der Reliquie, das Sehenkönnen der Hostie im Augenblick der Wandlung in den Leib Christi, die Teilnahme am Gottesdienst bei Tag und Nacht vom Bett aus blieb ... das entscheidende Architekturkriterium für alle Hospitäler.«[282] Seit 1478 gab es eine Verordnung[283], die es zur Auflage machte, daß jeder Kranke zu Beginn seines Spitalaufenthaltes vor den Altar gebracht werden mußte. »Noch vor der Aufnahme wurde jeder Erkrankte einzeln auf die heiligen Evangelien Gottes vereidigt. Er mußte sich zu Gehorsam und Loyalität gegenüber dem Orden und seiner Oberen verpflichten, weiter zu einem frommen und ehrlichen Leben sowie zu einer sorgfältigen Wahrung des Ordensgutes.«[284] Auch die Art der Kleidung war vorgeschrieben: 1517 wird in Straßburg das ›Feldtbuch der Wundtartzney‹ von Hanns von Gersdorff, einem Vertragschirugen der Antoniter, gedruckt. Dieses Buch enthält u. a. einen Holzschnitt, der einen Kranken abbildet, der ein Gewand aus Wollstoff trägt, auf dem das ›Tau‹ der Antoniter zu erkennen ist.[285] In diesem Zusammenhang läßt sich auch die auf dem rechten Flügel der Zweiten Öffnung abgebildete rote Gugel erklären: »In den Statuten des Antoniter-Mutterklosters in Saint-Antoine findet sich eine Vorschrift für die Spitalsinsassen, die besagt, daß sie mit einer solchen Gugel (Chaperon) bekleidet sein müssen.«[286]

Der Eindruck dieses Altars muß überwältigend gewesen sein. Mit Antependium, Mensa, Predella, Altarschrein und Gesprenge war der Altar bis zu acht Meter hoch[287], bei geöffneten Flügeln bis zu sieben Meter breit.[288] Erst beim Durchschreiten des Lettners, also in relativer Unmittelbarkeit dem Altar gegenüber, konnte der Kranke das Gesamtwerk wahrnehmen. »Mit kaum vorstellbarer Wucht[289] müssen Grünewalds Bilder ihn hier überfallen haben, und der überlieferte Brauch, neu aufgenommene Kranke zunächst vor den Altar zu führen, um die Wirkung, eine Art ›Schocktherapie‹, abzuwarten, wird hierdurch leichter verständlich«[290]. »Neben den uralten humoralpathologischen Vorstellungen wurde seit der Antike ... die Meinung vertreten, Schmerz, Furcht und Schreck seien nicht nur zu bekämpfen, sondern könnten vor allem bei Geistesgestörten als Therapeutikum benützt werden.«[291] Abb. 7

Exkurs: Die Anordnung der Standflügel

In der Forschung sind die Meinungen über die Einrichtung der beiden Standflügel bis heute geteilt. Nachdem 1965 der Sebastian-Standflügel auf der linken und der Antonius-Standflügel auf der rechten Seite befestigt wurde,[292] gibt es vermehrt Stimmen, die aus guten Gründen für die frühere Aufstellung plädieren. Tafel 3

In der einzig erhaltenen Beschreibung des Altars vor dessen Zerstörung von Franz Chr. Lerse[293] befand sich der Sebastian-Flügel auf der rechten und der Antonius-Flügel auf der linken Seite. ›Links‹ meint bei Lerse im Zusammenhang der Beschreibung einer Tafel im heraldischen Sinne die vom Betrachter aus *rechte* Seite: zur Figur des Johannes des Täufers merkt er nämlich an: »auf der linken Seite Johannes der Täufer und ein Opferlamm«.[294] Inwieweit die Seitenangabe der Flügel selbst auch heraldisch gemeint war, ist nicht mehr eindeutig nachzuvollziehen. Gemessen am Geschick, das der Altar bis zur Aufzeichnung durch Lerse 1781 durchlaufen hat, wäre es darüber hinaus nicht verwunderlich, daß durch Unachtsamkeit und Unwissenheit (etwa im Zusammenhang eines nach einer Bedrohung erforderlichen Abbaus und also beim erfolgten Wiedererrichten des Altarwerkes[295]) die Standflügel 1781 in der Tat so montiert waren, wie sie heute im Museum dargeboten werden.

Es muß aber nicht nur durch Unachtsamkeit oder Unwissenheit geschehen sein: 1777 wurde das Antoniterkloster zu Isenheim dem Malteserorden inkorporiert. Es ist schwer verständlich, daß der Malteserorden als ein gegenüber den Antonitern in der Krankenpflege konkurrierender Orden das Altarprogramm dergestalt bestehen ließ, daß Antonius als Ordenspatron der Antoniter sozusagen am Eingang des Altars hätte stehen bleiben können. Indem die Malteser in Isenheim eine Vertauschung der beiden Standflügel vornahmen, dokumentierten sie damit einerseits das Ende des Antoniterordens in Isenheim und die Übernahme der Verantwortung durch sie. Vor einem Altar, der ihnen Antonius signifikant als Demonstration der Würde und Bedeutung des Antoniterordens vor Augen geführt hätte, hätten sie sich schwerlich zum Gebet versammeln können, ohne diese Konkurrenz als eine Störung empfinden zu müssen. In der Vorordnung des Sebastian als Pestheiligen und Anwalt der Kranken überhaupt konnten auch sie demgegenüber in der Ikonographie des Altars kein Problem erkennen. Lerse hat also in der Tat das Altarprogramm korrekt wiedergegeben – aber nicht das Altarprogramm der Antoniter, sondern das der Malteser. Untersuchungen, ob die Spuren im Holz der Einfassungen (Scharnierlöcher) der umgekehrten Anordnung älter sind als die der jetzigen Aufstellung stehen aus. Daß Lerse als Kronzeuge der jetzigen Anordnung gelten soll, ist nicht nachvollziehbar. Vielmehr ergeben sich darüber hinaus aus mehreren Gründen erhebliche Zweifel an der augenblicklichen Anordnung der Standflügel:

1) Grünewald setzt seinen Altar an die Stelle des Altars des Martin Schongauer. »Der Antonius auf dem Stellflügel im ersten Zustand des Isenheimer Altars wiederholt im Haltungsmotiv die gleiche Darstellung Schongauers auf dessen Isenheimer Marienaltar.«[296] Schongauer hat die Gestalt des Antonius so gemalt, daß sie dem christologischen Zentrum (Menschwerdungsmotiv) zugewandt ist. Analog läßt Grünewald Antonius der Kreuzigung zugewandt sein.

2) Da die Augen gewöhnlich einen Sehrhythmus von links nach rechts haben, liegt der Blickpunkt eines Tafelbildes vom Betrachter aus im linken Drittel. Ein Altar, der auch die Darstellung der Ordens-

legende des Antonius zum Auftrag hat, wird zwangsläufig die Ordenslegende des Antonius der Legende des Sebastian vorordnen durch die Stellung innerhalb der Gesamtkomposition. Das erste Bild, das dem Betrachter ins Auge fällt, wird deshalb Antonius auf dem linken Standflügel gewesen sein. Reichenauer spricht deshalb zutreffend von Antonius als dem »Schreinwächter am ›Eingang‹ des Altars«.[297]

3) Durch die Stellung des Antonius innerhalb der Gesamtkomposition des Altars ergeben sich zwangsläufig unterschiedliche Größen-Dimensionen und Abfolgen in der Zuordnung: Antonius ist deutlich größer dargestellt als Sebastian; Antonius ist gegenüber Sebastian der Ältere. Es ist unvorstellbar, daß Grünewald – gemessen an der Ordenslegende der Antoniter – den kleineren und jüngeren Sebastian an die erste und den größeren und älteren Antonius an die zweite Stelle gerückt haben sollte.

4) »Die Grundform des Kompositionsschemas (des Geschlossenen Altars, R. M.) ist eine Ellipse.«[298] Die Linienführung der Ellipse geht jeweils über die Führung der Mantelfalten bei Antonius (vorausgesetzt ist die ursprüngliche – vom Betrachter aus wahrzunehmende – Anordnung der Standflügel: Antonius links, Sebastian rechts) hin zu der am Oberkörper leicht gebogenen Christusdarstellung der Predella, verlängert sich im Faltenwurf des Umhangs des Sebastian und schließt sich im gebogenen Querholz des Kreuzes. Die Flügel schließen durch die beiden Säulen nach außen die Kompositionslinie des Bogens konsequent ab.[299]

5) Arpad Weixlgärtner weist hin auf eine farbkompositorische Begründung, die eine Umstellung der Standflügel angeraten erscheinen lassen: »Links wird das Rot der Gewandung des Evanglisten wiederholt, freilich als Karmin in das Zinnober, rechts das Rot von des Täufers Mantel, wobei aber dessen Karmin in das Zinnober von Sebastians Mantel umgewechselt ward. Der mächtige weiße Bart des Antonius und die starke Aufhellung von seines Mantels Unterfutter nehmen Rücksicht auf das Weiß von Marias Mantel, während rechts wieder die größere Fläche Zinnober auf Sebastians Mantel (an dem wie am weißen Mantel der Maria die Webstuhlbreiten kenntlich sind) dem reichen Karmin von des Täufers Mantel, Sebastians helle Schulter dem Weiß von des Täufers aufgeschlagenem Buch entspricht.«[300]

6) Der Lichteinfall auf die beiden Gestalten Antonius und Sebastian fällt bei Rekonstruktion der als ursprünglich anzusehenden Bildanordnung von einer zentralen Lichtquelle auf beide Standflügel, deutlich

hervorgehoben durch die leicht linksseitige und rechtsseite Drehung der Sockel, auf denen die Heiligen stehen, zum Betrachter hin.[301]

In Anbetracht der Anknüpfung an das Vorgängermodell, der Psychologie des Sehrhythmus, der Bedeutung der Ordenslegende und der daraus sich ergebenden Vor- bzw. Nachordnung sowie der Aspekte der Kompositionslinien, der Farbgebung und des Lichteinfalls ergibt sich zwangsläufig der Eindruck, *daß eine Wiederherstellung der ursprünglichen Anordnung der Standflügel angezeigt ist*!

Die Geschichte des Altars

Im 16. Jahrhundert verliert der Orden – auch infolge der Reformation – mehr und mehr an Bedeutung. Im Laufe der Geschichte erfährt der Altar ein wechselvolles Geschick. In den Wirren nach dem Dreißigjährigen Krieg wird der Altar »umb mehrer sicherheit willen« 1656/57 nach Thann[302] verbracht und wieder in Isenheim aufgestellt. Auch in Isenheim neigt sich im 18. Jahrhundert eine Blütezeit ihrem Ende zu. Die Säkularisation macht auch und gerade vor den Klostermauern nicht Halt. 1777 wird das Kloster dem Malteserorden inkorporiert. Der Antoniterorden wird 1790 aufgelöst. Die Komturei geht 1793 in Volkseigentum über. Im Jahre 1823 wird die Kirche für gottesdienstliche Handlungen endgültig geschlossen. Jahre später wird sie ein Raub der Flammen.[303] Eine ungewöhnliche Ordensgemeinschaft hatte aufgehört zu existieren, die drei Ordensgattungen in sich repräsentierte: das Chorgebet und das Konventamt verband sie mit den Chorherrenorden, mit den Spitalorden hatten sie die Krankenpflege gemeinsam und durch ihre regelmäßigen Sammlungen nahmen sie ein charakteristisches Element der Bettelorden auf. Noch heute sind in
Abb. 3+4 Issenheim (!) Spuren des damaligen Antoniter-Konvents erhalten. An jener Stelle, wo man den Standort des Altars vermuten darf, ist im Zwischenhof zwischen Konventsbau und der 1854 errichteten neugoti-
Abb. 2 schen Kirche[304] ein Rechteck mit Sandsteinplatten ausgelassen.[305] Bis zur Französischen Revolution bleibt der Altar Eigentum des Klosters. Nach Auflösung der Komturei am 4. und 5. Februar 1793 werden die Gemälde und die wichtigsten Skulpturen (also ohne Altarbau) auf Veranlassung der Revolutionskommissare Jean Pierre

Marquaire und Casimir Karpff in die Colmarer Nationalbibliothek (Bibliothek des Collège National, dem heutigen Lycée Bartholdi[306]) gebracht. Eigentlich sollten sie nur ein Verzeichnis der oberrheinischen Kunstwerke anfertigen; indem sie jedoch diese Schätze zusammentrugen, legten sie damit den Grundstock für die Sammlung des »Musée National de Colmar«. Die einzig erhaltene Beschreibung vor seiner Demontierung stammt von Franz Lerse.[307] In Lerses Anzeige werden auch die beiden Verse von Hagerich von Chur und Abell Stymmer auf der Rückseite des Altars wiedergegeben.[308]

»Von dem geretteten Bestand wurden 1823 die beiden originellen Statuetten des Bauern und des städtischen Bürgers, die dem heiligen Antonius Hahn und Schwein als Dankopfer darbringen, wieder veräußert in der Annahme, daß es sich um Krippenfiguren handle. Zum Glück kamen sie später in Privatbesitz wieder zum Vorschein.«[309] »Diese beiden kleinen Statuen, die zum Ensemble des Isenheimer Altares gehören, sind Besitz des Karlsruher Museums und befinden sich zur Zeit als Leihgaben im Museum in Colmar.«[310] 1852[311] wird der Flügelaltar in das (ehemalige) Dominikanerinnenkloster[312] von Unterlinden verlagert und dort im Kirchenschiff, dem Antonius-Saal, aufgestellt. Da es zu jener Zeit keine Augenzeugen mehr für die ursprüngliche Aufstellung gab, begann das Bemühen einer kunsthistorisch dem Originalzustand entsprechenden Rekonstruktion.

Am 13. Februar 1917[313] wird der Altar unter dem Vorwand einer Restaurierung in die Münchner Pinakothek verbracht, »wo die Gemälde gereinigt und die Tafeln vom Holzwurm befreit wurden«.[314] Die Gründe für die Verbringung nach München sind nicht nur ehrenwerter Natur. Josten[315] formuliert als Zeitzeuge sehr vorsichtig, wenn er konstatiert, daß die anfangs 1917 herrschende »militärische Lage eine Sicherung der Kunstwerke geraten erscheinen ließ«. Eindeutiger äußerte sich ein französischer Zeitzeuge (Joseph Walter) zu der offiziellen Lesart einer drohenden Bombardierung: »Hélas, il fallait que survint la grande guerre pour que l'envie insatiable fit prendre aux autorités allemandes la décision de dérober au Musée de Colmar inestimables trésors.«[316] Erst auf Betreiben der Schongauer-Gesellschaft (sie verwaltet das Unterlinden-Museum auch heute noch) in Verhandlungen mit der deutschen Regierung wird der Altar am 28. September 1919 wieder nach Colmar überführt.[317] 1930 werden die Altarflügel und die Skulpturen in einem nachgebauten Schrein untergebracht. Angesichts des II. Weltkrieges veranlaßt der

Präfekt des zuständigen Departements am 3. August 1939 die Verlegung des Altars in das Schloß von Lafarge und dann in das Schloß von Hautefort im Périgord.[318] Im Juni 1940 (nach dem Waffenstillstand) läßt eine von der deutschen Regierung eingesetzte Kommission die Kisten nach Colmar zurückbringen. 1942 werden die Gemälde und Skulpturen zum Schutz vor den Bombardierungen der Alliierten auf die Hoh-Königsburg verbracht. »Dort fanden ihn die amerikanischen Befreier.«[319] Seit dem 8. Juli 1945[320] befindet sich der Isenheimer Altar
Abb. 1 in der gotischen Kapelle des Unterlinden-Museums in Colmar.[321]

›Teufelsspuk‹ oder ›wahrer Insasse‹?[322]

Seit den grundlegenden Forschungsergebnissen Franz Bocks[323] und H. A. Schmids ist die Geschichte der Grünewald-Forschung auch eine Geschichte des (heimlichen) Abschreibens. Indem Schmid 1911 durch seine Darlegungen zum Versuchungsbild sowohl den Kranken links
Abb. 11 unten als »Dämon der Syphilis«[324] und die Gestalten um Antonius herum als »Spukgestalten«[325] charakterisiert hatte, wurde reichlich von dessen Darlegungen Gebrauch gemacht. Auf Schmid folgten dann Schubring (1913), der sowohl vom »Spuk« als auch vom »Syphilisteufel« schrieb[326]; Josten (1913, ^{2}1921): »ein wilder glühender Hexensabbat« bzw. »halb Frosch, halb Mensch«[327]; Hausenstein (1919) schreibt vom »scheußlichen Auswurf eines menschlichen Wesens«, vom »Sumpftier«[328]; Groner (1920) beschreibt die Dämonen als »buntes Höllenvolk« und den Kranken als »Sumpftier mit Menschenantlitz«[329]; Mayer (1920) spricht vom »Spuk« und den »Ausgeburten der Hölle« wie vom »Lepra- oder Syphilisteufel«[330]; Schmid Noerr (1920) schwelgt gar in Wortkaskaden, wenn er das Versuchungsbild beschreibt: »Die Fäulnis lebt darin; das Grab der Seuchen wimmelt; der Misthauf ist getürmt aus Pestdämonen, aus Eitergnomen, Aussatzgeiern, Beulenschweinen, Fieberdrachen, Schmerzhyänen, Blutvergiftungsteufeln, Grindgewürm und Schwärenkröten, die strahlig offen, nie geheilten Narben gleichen. Der schillernde Stank umdünstet rings das Haupt, das Riesenhaupt des Hundschweins, das, eine grünschwarze Sonne, stier und unbeweglich überm Scheitel des Gequälten steht.«[331] Niemeyer (1921) schreibt von der »Gespenstergesellschaft«

und vom »Spukteufel«[332]; Hagen (1923) schreibt vom »Pestteufel mit Entenfüßen«.[333] Selbst Zülch, der die Grünewald-Forschung maßgeblich beeinflußt hat, wiederholt und schreibt fort, was Schmid publiziert hatte[334]; ebenso äußern sich Feurstein[335] (1930) und Knapp (1937), der in bezug auf den Kranken von der »Fratze eines Ungeheuers«[336] spricht. Pinder[337] (1940) wie Eschweiler[338] (1948), Möhle[339] (1948), Hegemann[340] (1958) und Weixlgärtner[341] (1962) äußern sich nicht anders wie in jüngerer Zeit Scheja (1969), der nicht anders als von der »Vision des Teuflischen«[342] und vom »entenfüßigen Dämon«[343] zu schreiben weiß (oder Behling [1969]: »beulennarbiger Dämon«[344]). Geissler (1973), der immerhin in einem der respektabelsten Kunstbände[345] zu Grünewald überhaupt als Autor zur Mitarbeit gebeten worden war, wiederholt ebenso in bezug auf den ›Teufelsspuk‹: »In der linken Ecke hockt in schamloser Stellung die widerlich gekrümmte Gestalt eines Kranken, nur mit einer Gugel – einem kapuzenartigen Kleidungsstück – bekleidet. Sein von Schwären bedeckter Leib ist krankhaft aufgetrieben, der erhobene linke Arm endet in einem krallenartigen Stumpf. Mit der Rechten hat er das Brevier des Heiligen, ein zeitgenössisches Beutelbuch, an sich gerissen. Die Froschfüße lassen erkennen, daß es sich hierbei um Teufelsspuk handelt, der Antonius, den mythischen Krankenheiler, in perfider Weise verhöhnt, indem er ihm Hilfsbedürftigkeit vorgaukelt.«[346] Andrée Hayum (1993) interpretiert zwar die Bedeutung dieser Gestalt innerhalb des Versuchungsbildes und des Altarprogramms differenzierter,[347] hält aber an der grundsätzlichen Einschätzung fest: die Krankheit wird bildnerisch »in the form of a demon« dargestellt.[348]

Was Schmid ausgeschlossen wissen wollte[349], findet bei zahlreichen Nachfolgern Nährboden für eine moralisch-anagogische Deutung, indem die sieben Hauptsünden[350] in Zusammenhang gebracht werden mit den jeweiligen Dämonen (wobei die Bedeutungszusammenhänge jeweils sehr unterschiedlich und also willkürlich konstruiert werden): »Der Zuschlagende mit dem Sperberkopf ganz rechts vorn ist der Zorn, darüber brütet die verblödete Trägheit mit triefender Stülpnase, das geflügelte Tier mit dem geöffneten Nilpferdrachen symbolisiert die Gefräßigkeit, über ihm der Dämon mit dem Hirschgeweih und dem gläsernen bösen Blick ist der Vertreter des Ehebruchs und der Unzucht. Ganz vorn links im Bilde sahen die Kranken neben dem Pestteufel die Syphilis in der wohl grauenhaftesten Gestalt eines geschwürebedeckten Froschleibes.«[351]

Tafel 1 (RF)

Was war geschehen, daß anerkannte Kunstwissenschaftler ein Kunstwerk, das in einer Hospitalkirche hing, unter einer Tendenz besprochen haben, die ihr Augenmerk auf ästhetische Beschreibungen des Un-Ästhetischen richtete und dabei systematisch ausblendete, daß und welche Krankheit hier unter welcher theologischen Prämisse abgebildet worden war? Wenn der abgebildete Kranke links unten im Versuchungsbild als Pestteufel oder Syphilisteufel, als entenfüßiger Dämon mit einem Froschleib oder als Sumpftier mit menschlichem Antlitz, als Leprateufel mit der Fratze eines Ungeheuers bezeichnet wird, dann stellt sich die Frage, welchen Stellenwert die auf diesem Altar in allen seinen Wandlungen dargestellte Schönheit bzw. Häßlichkeit haben soll. Es geht um die Frage, welche Funktion eine solche ästhetische Betrachtung hat.

Im Hinblick auf die medizinischen Beobachtungen Bauers, die die Deutung erlauben, daß Grünewald einen am Heiligen Feuer Erkrank-
Abb. 11 ten abgebildet hat (um so bedauerlicher die Einschätzung Bauers selbst, der meint, man habe »sich schließlich darauf geeinigt, daß es sich um einen Dämon mit Symptomen eines an der Seuche des ignis sacer Erkrankten handelt«[352]), ist es bezeichnend, daß zahlreiche Autoren den der Gestalt gegenüber in die rechte Ecke gemalten Zettel in seiner Bedeutung für die Gesamtkomposition des Altars vernachlässigt[353] oder gar nicht erst berücksichtigt haben: »Ubi eras, bone
Abb. 12 Jhesu, ubi eras? Quare non affuisti ut sanares vulnera mea?« (»Wo warst du, guter Jesus, wo warst du? Warum bist du nicht erschienen, um meine Wunden zu heilen?«)[354]

Als Wendepunkt jedoch muß in dieser Hinsicht die Grünewaldinterpretation des französischen Schriftstellers Joris-Karl Huysmans bezeichnet werden, der in seinem 1891 erschienenen Roman ›Là-Bas‹[355] (›Tief unten‹) »den Gekreuzigten von Grünewalds kurz vor Ausbruch des Bauernkrieges entstandenen Tauberbischofsheimer Altar« als den häßlichen Christus beschrieb[356]: »Es war der Christ der Armen, er, der sich den Elenden gleichstellt, zu deren Erlösung er kam, den Entwürdigten und den Bettlern, allen, gegen deren Häßlichkeit und Armut die Feigheit des Menschen ergrimmt; und es war auch der menschliche Christ, schwach und betrübt im Fleische ...«[357]

Die sozialreligiöse Deutung Huysmans wurde zeitgeschichtlich verstärkt durch die Schrecken des I. Weltkrieges. »Generell (trugen sie) dazu bei, daß die zumeist durch den Expressionismus geprägten Künstler sich mehr als je zuvor durch die Ausdrucksgewalt von

Grünewalds Gekreuzigtem angesprochen fühlten.«[358] Anlaß war u. a. die Ausstellung des Isenheimer Altars in der Münchner Pinakothek 1918/19. Die Gründe für die Verbringung des Altars nach München sind vielschichtig. Max Beckmann hatte sich schon früh nach Kriegsbeginn dafür eingesetzt, den Altar »zu seinem Schutz aus dem Frontgebiet nach Berlin zu verlagern«.[359] Ob nun zu seinem Schutz oder zu seiner Restaurierung (dann nicht in Berlin, sondern in München) – der Altar als Kunstobjekt im umstrittenen Grenzgebiet war jeweils auch Objekt preußischen und dann deutschen Vormachtstrebens: so z. B. 1876, als Alfred Woltmann über den Altar einen Beitrag unter dem Titel schrieb: »Ein Hauptwerk deutscher Kunst auf französischem Boden.«[360] »Das Recht auf das Elsaß« spielte auch 1918/19 in der Betrachtung des Altars eine nicht unerhebliche Rolle. Wenn Oskar Hagen im Vorwort seines 1919 erschienenen Grünewald-Buches anmerkt (datiert vom 1. März 1918, also zu jenem Zeitpunkt als sich der Altar in München befand): »Dankbar durchblättern unsere Frontkämpfer in Stunden der Rast« die Abbildungen des Altars[361], so klingt unmißverständlich an, von wem für wen dieser Altar reklamiert wird.[362] Trotz dieses Mißbrauchs entfaltete der Altar in den Schrecken des I. Weltkrieges bei Künstlern und Schriftstellern »jenes weithin neuartige Farberleben«[363] das in bewußtem Kontrast zur »staubigen, weißgrauen Front«[364] die Erschütterungen durch das Kriegserleben in der Hinwendung zum Martyrium aufnahm.[365]

Es ist auffällig, daß die Arbeiten Joris-Karl Huysmans zu Grünewald weit weniger Gewicht haben in der deutschen Rezeption des Grünewaldschen Werkes, als es sich von deren materialem Gehalt her nahegelegt hätte. Daß der Franzose Huysmans bereits grundlegende Studien zum Altar bis zur Veröffentlichung seines 1923 im Münchner O. C. Recht Verlag in deutscher Sprache erschienenen Grünewald-Buches (andere Texte lagen bereits in deutscher Sprache vor, auch seine Grünewald-Interpretation entstammt einem bereits veröffentlichten Werk: ›Geheimnisse der Gotik‹) vorgelegt hatte, fand kaum oder gar nicht seinen Niederschlag in der deutschen Grünewald-Forschung. Der 1923 erschienene Kunstband (67 Seiten mit XIX – hervorragend reproduzierten – Tafeln) stellt jedoch nach Form und Inhalt eine Besonderheit in der Geschichte der Grünewald-Forschung dar.[366] Huysmans führt dort in bezug auf den Zettel in der rechten unteren Bildecke aus: »Man kann sich auch fragen, ob dieser verzweifelte Abb. 12

Hilferuf nicht von dem auf der anderen Seite des Bildes hockenden Monstrum, das da sein wundes Haupt zum Himmel hebt, ausgestoßen
Abb. 11 wird. Ist es eine Larve, ist's ein Mensch? Wie dem auch sei, noch nie hat ein Maler gewagt, in der Darstellung der Fäulnis und Verwesung so weit zu gehen. Kein medizinisches Lehrbuch der Hautkrankheiten enthält abstoßendere Abbildungen. Man stelle sich einen aufgetriebenen, wie aus weißer, blaugeäderter, fettiger Seife herausmodellierten Körper vor, auf dem Furunkeln und Eiterbeulen Erhebungen bilden. Es ist ein Triumphgesang des Fleischbrandes, das Hossiannahlied der Karies! Wollte Grünewald durch die Wiedergabe des Ekelhaftesten, was es gibt, das Bild des Satans malen? Ich glaube nicht; denn wenn man die Gestalt aufmerksam betrachtet, sieht man, daß es ein Mensch ist, der sich auflöst und leidet. Erinnert man sich dabei, daß dieses Bild sowie die übrigen aus dem Kloster der Antoniter von Isenheim stammt, dann wird uns alles klar ... (Huysmans nimmt im folgenden Bezug auf die Aufgabe der Antoniter in Isenheim zur Pflege der vom
Abb. 20 heiligen Feuer Befallenen und fährt fort:) ... man begreift auch den furchtbaren Realismus Grünewalds, die grauenerregenden Fleischtöne seiner Christusgestalten, die er zweifellos nach den Leichen in der Totenkammer des Hospitals gemalt hat ... Man versteht nun vor allem die Gestalt dieses entsetzlichen, schmerzgequälten Wesens, das wir auf der ›Versuchung des heiligen Antonius‹ sehen, das in einem Krankensaal nach der Natur gemalt wurde, und das weder eine Larve, noch ein Satan ist, sondern ein unglücklicher, am ›heiligen Feuer‹ leidender Mensch.«[367]

Versuch einer Deutung

›Entenfüßiger Dämon‹ oder kranker Mensch: hier entscheidet sich Wesentliches in der Betrachtung des Altars. Die Frage nach der Nähe Jesu als Ausdruck der Theodizeefrage ist auch – und entscheidend –
Tafel 1 die Frage des Kranken. Auf dem Hintergrund der Legende des Antonius wird in diesem Altarflügel die Versuchung, Gottes heilende Nähe entbehren zu müssen, nicht nur am Schicksal des Antonius, sondern darüber hinaus am Schicksal des Kranken überhaupt demonstriert. Der sogenannte ›Teufelsspuk‹ auf dem rechten Flügel der

Zweiten Öffnung gibt nicht *nur* im Sinne der korrekten Wiedergabe der Ordenslegende Kenntnis vom Selbstverständnis der Ordensgemeinschaft der Antoniter, sondern er stellt durch die Erweiterung auf den dargestellten Kranken hin erst recht eine Profilierung und Aktualisierung der Aufgabe der Antoniter gegenüber den Kranken dar. Man kann sogar die sich dem Antonius darbietende Versuchung im Hinblick auf den Kranken hinsichtlich ihres materialen Gehalts präzisieren: pharmazeutisch-chemische Untersuchungen über die Wirkstoffe des Mutterkorns haben ergeben, »daß ein Bestandteil des Mutterkorn-Alkaloids die Lysergsäure ist ... Nur ein kleiner chemischer Schritt, und in der Retorte ist das Lysergsäure-diäthylamid entstanden: LSD!«[368] In den Schilderungen der Wirkungen der Mutterkornvergiftung bei Harold Veit Bauer wird analog zu den anwachsenden psychiatrischen und neurologischen Erkenntnissen von Halluzinationen berichtet.[369] Das Gefühlsspektrum solcher veränderter Wahrnehmungen reicht von einer farbenprächtigen Phantasiewelt bis zu Angst- und Horrorvisionen wie Grünewald sie auf dem rechten Flügel der Zweiten Öffnung mit der Darstellung von nahezu 30 Phantasiegestalten inszeniert hat. Grünewald gibt durch diesen Tafel 1 (RF) Altarflügel zu erkennen, daß er »die Erregungszustände bis ins Letzte kannte, in denen ein in Schrecknisse getriebenes Gehirn den Körper durch die widersprüchlichsten Bewegungen umhergestoßen fühlt: die stoßhaften Verrenkungen veitstänzerischer Exaltation und epileptischer Zwänge. Er kannte die verhängnisvollen, visionären Stunden, vor deren Gliederkrampf die tollste Bilderflucht der Phantasmagorie das Hirn durchwütet, in welcher alle Sinne überschärft gespannt sind ... «.[370] Was aber meint Fraenger, wenn er andeutet, Grünewald »kannte die verhängnisvollen, visionären Stunden ... «?[371]

»Schon lange Zeit vor der Aufdeckung des Zusammenhangs zwischen dem Genuß von mutterkornhaltigem Brot und dem seuchenartigen Auftreten des Antonius-Feuers, war das Mutterkorn von Hebammen als Wehenmittel benutzt worden. ... Für die medizinische Anwendung lassen sich zwei Hauptwirkungstypen unterscheiden, ein spezifisch auf die Gebärmutter kontrahierend wirkendes Prinzip, vertreten durch das Alkaloid Ergobasin (Syn. Ergometrin, Ergonovin), das in der Geburtshilfe als blutstillendes Mittel verwendet wird, andererseits die vor allem auf das vegetative und zentrale Nervensystem wirkenden, in der Neurologie und Inneren Medizin Anwendung findenden Alkaloide vom Peptidtyp, zu denen das Ergotamin gehört.«[372] Die Toxizität der Ergot-Alkaloide hatte also schon früh das pharmazeutische Interesse geweckt. Aufgrund der in den Schilderungen der Krankheit nachgewiesenen Halluzinationen stellt sich die Frage, ob beim Abbau des Ergot-Alkaloids im Körper Substanzen denkbar sind, die eine ähnliche Wirkung wie Lysergsäurediäthylamid hervorrufen. Die Dämonisierung solcher Erregungszustände war der untaugliche Versuch einer Deutung dieser Krankheit hinsichtlich ihrer neurologischen Auswirkungen. Was aber bewegt dann Mathias Grünewald, in seinem Versuchungsbild[373] derartige Erregungszustände in einer bislang unbekannten Präzision und Farbenpracht darzustellen? Woher nahm er die Fähigkeit, solche Erscheinungen bildlich darzustellen? M. E. gehen die phantastischen Bilder Grünewalds über die Erklärung einer Anregung durch Hieronymus Bosch weit hinaus.[374] Die Frage ist vielmehr, ob Grünewald selbst nach beabsichtigtem oder unbeabsichtigtem Genuß von Ergot-Alkaloiden gemalt hat.[375] Gemessen an der Dämonisierung dieser Krankheit scheint Grünewald sehr viel realistischer mit diesem Krankheitsbild umgegangen sein, als bislang zugestanden wurde.[376]

So hat Grünewald auch den Insassen des Isenheimer Hospitals sehr viel realistischer dargestellt, als wir erahnen. Sowohl der Dämon des
Tafel 3 (RSF) Antonius-Standflügels trägt an beiden Händen Zeichen eines Ergotismus gangraenosus[377] als auch einige Dämonen auf dem Versuchungsbild. Grünewald ist der Schwere der Krankheit im Isenheimer Hospital begegnet. Das gilt erst recht in Entsprechung zur Kreuzigungsszene des Geschlossenen Altars, das gilt aber auch in Entsprechung zum Weihnachtsbild der Ersten Öffnung (jeweils als verbindendes Element die Predella mit der Darstellung des Leichnams
Abb. 16 Jesu): Bett, Schaff und Gefäß, die »Utensilien der Wochenstube«[378] mögen ihre symbolische Deutung haben[379] – Paulus Hinz macht (m. W. als einziger) jedoch zu Recht darauf aufmerksam, daß »ihr Anblick an dieser Stätte denen, die nach immer wieder neuer Selbstüberwindung ihren Dienst an den von ekligen Krankheiten Befallenen verrichten, eine wesentliche Hilfe gewesen sein (wird). Hatten sie doch diese Kranken mit ihren Schwären und ihren verfaulenden Gliedern auch zu waschen und abzutrocknen und sauber zu betten und für sie das Gefäß der Notdurft zu schwenken.«[380] Die theologische Programmatik des Altars verbindet Kranke, Pfleger, Ärzte und Mönche. Es geht um Bewahrung vor der Schwermut des Kranken und um Bewahrung vor dem Hochmut des Gesunden in

allen Wandlungen des Werkes: Auf dem geschlossenen Altar steht das Motiv unter Hinweis auf den Gekreuzigten in großen Lettern geschrie- Abb. 17 ben: Illum oportet crescere, me autem minui (Er muß wachsen, ich aber muß abnehmen. – Joh 3,30).

Der Kranke selbst klammert sich mit seiner rechten Hand an ein sogenanntes ›Beutelbuch‹ (auf dem ›Orlier-Altar‹ [ca. 1470] der Abb. 11 Isenheimer Antoniterkomturei ist auf einem Seitenflügel Antonius mit einem Beutelbuch abgebildet[381]), dessen wertvoller Inhalt sich durch Tafel 3 das schon zerrissene Leder in Entsprechung zum zerrissenen Lendentuch des Geschlossenen Altars (Kreuzigung) und der zerrissenen Abb. 14 Windel der Ersten Öffnung (Menschwerdung) als Heilige Schrift[382] erweist (in Entsprechung zum Schriftzug Joh 3,30 des Geschlossenen Abb. 17 Altars [Johannes der Täufer] und Jes 7,14 der Ersten Öffnung [Verkündigung] als Hinweis auf den Grund christlicher Hoffnung im Leben Tafel 2 (LF) und im Sterben).

Ist dann aber nicht anzunehmen, daß sich der Betrachter, der mittig durch den Lettner auf den Altar blickte (so jedenfalls nach der Rekonstruktionszeichnung von J. Harnest vorstellbar[383]) über die Abb. 7.11 Gestalt des Kranken links unten (als Kranker verbündet mit dieser Gestalt) in das Tafelbild hineinsah?![384] Das Licht (Gottvater und der Tafel 1 kämpfende Engel), das auf den Kranken in einem kleinen Lichtstrahl fällt, wäre jenes Licht, das auch den Kranken im Spital umfängt[385] und seinen Grund hat im Buch der Bibel, das der Kranke an sich gezogen hat: *Wenn ich auch im Finstern sitze, so ist doch der Herr mein Licht* (Mi 7,8). Der auferstandene Christus trägt die Wundmale (1Ö, RF). Der zerrissene Beutel ist die gedankliche Brücke zur sich anschließenden Geschlossenen Darstellung: der zerrissene Lendenschurz des Gekreuzigten (in Entsprechung zur zerrissenen Windel des Kindes) weist hin auf die Antwort auf die auf dem rechts am Baumstumpf lehnenden Schriftblatt enthaltene Frage. Und: reziprok zu den Symbolen des Leidens weist der Altar in seinen Wandlungen auf den Grund und die Hoffnung des Leidenden hin durch die Lichtsymbolik: Tafel 2 (RF) Der *auferstandene* Christus trägt die Wundmale (1Ö, RF), so wie die Abb. 14 Aureole eben das Geheimnis des *fleischgewordenen* Gottes im Christuskind erstrahlen läßt (2Ö).

Auf der Ersten Öffnung, dem Menschwerdungsbild, ist oben das sogenannte Empyreum, der Bereich des obersten Himmels, gemalt. Tafel 2 Gottvater, in lichtem Gold, ist umgeben von unzähligen Engeln. Detailvergrößerungen[386] lassen erkennen, daß Grünewald diese

Engel gemalt hat, als würden sie zu einer gewaltigen Demonstration zusammenkommen. Ein Meer von Transparenten und Fahnen wogt Gottvater entgegen. Bleibt Gott unter seinesgleichen? Rührt ihn das Elend an? Wie alltäglich ist Gott? »Aus himmlischen Höhen sendet Gottvater in goldenen Bächen Scharen seiner Engel hernieder.«[387]

Ein Engel ist besonders auffällig. Er hat sich mit einem anderen Abb. 15 Engel zwei Hirten genähert. So als ob dieser Engel in seiner Person die Alltäglichkeit Gottes an sich selbst als Zeugnis für die Hirten demonstrieren muß, hat Grünewald ihn mit einem Bart versehen. Ein bärtiger Engel – das ist in der christlichen Kunst ungewöhnlich.

Abb. 15.16 Ein bärtiger Engel als Gesandter Gottes[388], ein Nachttopf als Zeichen der Erdverbundenheit Gottes[389] – das Christuskind bleibt davon nicht unberührt. Im wahrsten Sinne bleibt es nicht unberührt. Abb. 14 Die Hirten hüten keine Schafe, sie hüten gemäß der Besonderheit der Antoniter Schweine. Grünewald wagt es, dem Christuskind an die Aureole ein Reihe von Schweinen zu malen – so als ob es der Dreck, der Gestank aber auch die Schreie, die Not und die Hoffnung der Kranken nicht unberührt läßt. Als dieser Gott läßt er sich aus der Welt herausdrängen ans Kreuz (Geschlossener Altar), Gott ist ohnmächtig und schwach in der Welt, und gerade so – und nur so – hilft er. Grünewald weist den Menschen an die Ohnmacht und das Leiden Gottes. »Nur der leidende Gott kann helfen« (Dietrich Bonhoeffer[390]). Tafel 3 Im Leiden verzichtet Gott auf eigene Lebendigkeit und stellt sich ganz und gar fremdem Leben zur Verfügung. Gott verzichtet im leidenden Christus auf sich selbst. Er bringt sich sozusagen freiwillig in Not. Das kann und tut nur Gott. Er ist selbst-los. *Es ist nicht der Wille bei eurem Vater im Himmel, daß auch nur eines von diesen Kleinen verloren werde* (Mt 18,14). Er ist selbstlos, damit menschliches Selbst gerade dann einen Halt, ein Fundament hat, wenn es sich selbst nicht mehr sicher ist. Ein jüdisches Sprichwort sagt: Meist fallen die Menschen nicht, weil sie zu schwach sind, sondern weil sie sich für zu stark halten.

Grünewald bildet theologia crucis ab. Eine nur ästhetische Anschauung des Un-Ästhetischen dringt nicht vor zur ethischen Herausforderung der sich in der Abbildung des Kranken stellenden Aufgabe. John Berger[391] hatte von der Wiedergabe der »*empfundenen* Anatomie des Schmerzes« gesprochen. Die Fallsüchtige vom ›Cyriacus-Flü- Abb. 13 gel‹[392], die Kopfstudien zweier Schreienden[393], der Christuskopf der ›Kreuztragung‹[394], der Leichnam Christi der Aschaffenburger ›Beweinung‹[395] und viele andere Details bestätigen das Sensorium

Grünewalds für die Abbildung krankhafter Zustände. Grünewalds Kunst ruht nicht in sich selbst, sie ist im wahrsten Sinne erbaulich: Die Ästhetik stellt sich in den Dienst der Ethik.

Die mit der Geschichte der Kunstwissenschaft zusammenhängende Domestizierung gerade des rechten Flügels der Zweiten Öffnung für eine im Ästhetisch-Unästhetischen verweilende Interpretation (im Sinne einer Dämonisierung von Krankheit) bedeutet jedoch im Effekt Entpflichtung gegenüber der Wahrnehmung einer bestimmten Verantwortung.[396]

Der Isenheimer Altar des Mathias Grünewald ermutigt und ermahnt gerade in seinen scheinbar abgründigen Bildfolgen zu einer verantwortlichen Ethik. Aktuell wird eine solche Deutung jeweils dort, wo Dämonisierungen mit Ausschlüssen einhergehen und Menschen zu ihrer Beeinträchtigung eine ideologisch vermittelte zusätzliche Isolation auferlegt bekommen. Insofern wird der Altar zum Instrument eines umfassend befreienden Diakonats. ›Teufelsspuk‹ oder ›wahrer Insasse‹? »*Jedes Wesen ist ein stummer Schrei, anders gelesen zu werden*« (Simone Weil).[397] Abb. 11

Anmerkungen

1 Sayn-Wittgenstein, 10.
2 Hayum II, 41.
3 AaO., 30f.71f; vgl. auch Mellinkoff, 91f.
4 Hayum I, 77.
5 Zitate im folgenden nach Eco I.
6 Vgl. zum folgenden auch Marquard II, 216f.
7 Vgl. Marquard I, 21f.
8 Hausenberg, 12.
9 AaO., 134.
10 Hartmann, 115.
11 AaO., 61.
12 AaO., 9; vgl. auch aaO., 61.
13 AaO., 67.
14 Vgl. schon dazu Hausenstein 1919 (63–66); sowie Marquard I, 87–90.
15 Weixlgärtner, 76.78.
16 »*Jedes* Kunstwerk, auch wenn es nach einer ausdrücklichen Poetik der Notwendigkeit produziert wurde, (ist) wesensmäßig offen für eine virtuell unendliche Reihe möglicher Lesarten, deren jede das Werk gemäß einer persönlichen Perspektive, Geschmacksrichtung, *Ausführung* neu belebt« (Eco I, 57).
17 Darüber hinaus besteht in der Grünewald-Forschung so etwas wie Schulbildung, die sich u. a. dadurch auszeichnet, daß bisweilen recht sorglos und unzitiert voneinander abgeschrieben wurde und wird.
18 Hausenberg schon 1927: »Es ist von der gegenwärtigen Kunst gesagt worden, sie spreche nicht, sie schreie. ... Bei Grünewald empfinden wir dieselbe Notwendigkeit, zu *sein* und *so* zu sein« (aaO., 133).
19 Zülch IV, 222f. Das Bildnis befindet sich heute in Chicago. Vgl. auch Zülch I, 13.66f.70.
20 Das Grünewald-Problem und das neuentdeckte Selbstbildnis des 20jährigen Mathis Nithart aus dem Jahre 1475, Jena 1930; vgl. auch Fraenger, 167ff und Feurstein, 23. Im Anmerkungsteil versieht Feurstein dieses Buch, dessen Verlag und seinen Autor mit einer beißenden Kritik (aaO., 146f).
21 Reproduktionen in: Zülch I, 15 (Abb. 4); II, 7 (Abb. 3); Zülch III, Abb. 1 (dort farbige Reproduktion); Fraenger, 164; Feurstein, Abb. 1; Lücking I, 112.

22 Grünewald (1936), 1983, 163–174.

23 Kehl I weist die Existenz von 3 (!) nicht identischen Meister Mathis' (bzw. Neithart / Gothart) nach, deren Spuren Kehl archivalisch nachzeichnet (aaO., 9). Seit dieser grundlegenden Arbeit Kehls aus dem Jahre 1964 haben sich zahlreiche Datierungs- und Kombinationsversuche erst recht als Spekulationen erwiesen.

24 Zülch II, 13; vgl. schon I, 13f.

25 Knappe, 282.

26 Reichenauer, 21–28; großformatige farbige Reproduktion aaO., 22f; vgl. auch Behling II, 3.5.6–8.

27 Knappe, 282. Vgl. auch Sterling, 141; Testori / Bianconi, 85f; Dittmann, 25.28f; Lücking I, 182.

28 Vgl. z. B. schon 1904 Franz Bock oder z. B. Ernst Kloss (1926 / 27).

29 In: Schmid II, 300–306; Zülch I, 382–385; Lücking I, 261–263; Sarwey, 105f; Teil I bei Reichenauer, 213f; Fraenger, 300–303 und Bodoni / De Poli, 5. Vgl. auch Hausenberg, 42–46; Kehl I, 97.174.176.94.178.175. Sandrarts Grünewald-Bericht nach Zülch s. u. [Anhang (Sandrart-Bericht)].

30 Waetzoldt, Bd. I, 36; vgl. auch aaO., 40; vgl. auch Hausenberg, 42.145 (dort Anm. 136) und Zülch I, 394–396.

31 Waetzoldt, Bd. I, 37. Vgl. auch Decker, 2.17.20.23.27f.56f.69.

32 Bilddokument z. B. bei: Schmid II, V; Hagen II, 190; Zülch I, 63; Fraenger, 154; Josten, 46.

33 Sandrart, Teil II, Nürnberg 1679: Lücking I, 263; s. u. Anhang (Sandrart-Bericht). Bilddokumente z. B. bei Schmid II, VII; Hagen II, 190; Zülch I, 66; Fraenger, aaO; Josten, 64. Josten bemerkt scharfsinnig: »Die Tatsache, daß Sandrart nur von einem ›Contrafeyt von gedachtem Meister‹ spricht, ohne ihn selbst als Urheber zu nennen, deutet auf eine zweite, nicht erhaltene Kopie als Vorlage seines Stichs, die das Monogramm nicht enthielt« (aaO., 60).

34 Reproduktion z. B. bei Hagen II, 191; Reichenauer, 13; Weixlgärtner, Abb. 46; Béguerie, 36.

35 Reproduktion z. B. bei Fraenger, 179; Josten, 64.

36 Fraenger, 153. »So ist das Altersbild in jedem Zug das strikte Widerspiel des Jugendbildes« (aaO.); vgl. auch Hausenstein, 42. Einzig Franz Bock will erkennen können, »daß wir in beiden Bildnissen denselben Menschen vor uns haben, von verschiedenen Händen dargestellt, im einen jung, im andern alt, Physis und Psyche aber dieselbe« (aaO., 33).

37 Diesen Weg gingen: Bock, 32f.91f; Mayer, 3.11; Josten, 45f. In Sebastian erkennen ferner Grünewald: Schmid II, 34.60.147; Schubring, 6; Hagen II, 23.66.186–188.254; Hausenstein, 21f; Niemeyer, 2; Schmid Noerr, 48; Feurstein, 21; Bodoni / De Poli, 9.26; und neuerdings wieder Kehl II, 9 (»Nicht der bärtige Alte des Erlanger Blattes, sondern der St. Sebastian des Isenheimers muß das MGN-Porträt sein.«).12.

38 Das sogenannte ›Erlanger Selbstbildnis‹ wird von etlichen gerne als Portrait Grünewalds angesehen. Ausdrücklich dagegen sprechen: Schmid II, 59f; Josten, 60; Weixlgärtner, 22; Geissler, Besuch, 163 und Adolf M. Vogt, 166.

39 So z. B. Escherich II, 117f; Fraenger, 156; Knapp, 13; Zülch I, 66; Pinder I, 12; Eschweiler, 73; Möhle, 7; Zülch II, 13; Zülch III, 11; Hegemann, 19; Adolf M. Vogt, 22f; Kübler, 22f; Sittler I, 24; Saran II, 246; Mittelstädt, 16.52; u. v. a.

40 In diesem Falle stehen sämtliche Sebastianbefürworter für die Erwägung der Möglichkeit eines Paulus-Grünewald-Portraits nicht zur Verfügung: sie bilden jeweils geradezu geschlossene Gesellschaften.
41 Zu Sebastian vgl. Zülch I, 161; Escherich II, 117 und zu Paulus vgl. Kehl I, 40.
42 Farbige Reproduktion in: Zinke, 85; Fraenger, Abb. 41; ganzseitige farbige seitenverkehrte Reproduktion in: Reichenauer, 207; Detail Johannes: Fraenger, Abb. 44 und S. 179. In diesem Patrizier wollen Friedrich Schneider (Zülch I, 236f) und Zülch II, 12f; Zülch III, 13 sowie Fraenger, 181.190f; Mittelstädt, 16.66; u. v. a. Grünewald wiedererkennen.
43 Bock, 124.
44 Zülch lenkt diesbezüglich das Augenmerk auf den »Kochlöffel« (vgl. schon Schmid II, 183), den er im Versuchungsbild (2Ö, rechter Flügel) zu erkennen glaubt und merkt an: »Sandrarts Bericht von dem ›übel verheirateten‹ Maler scheint in diesem Dämon häuslichen Unfriedens Bestätigung zu finden« (I, 214). In den späteren Auflagen hat Zülch diesen Unfug nicht wiederholt.
45 Ganzseitige farbige Reproduktion bei Fraenger, Abb. 43.
46 Hagen II, 177.
47 Adolf M. Vogt, 24 (vor ihm schon: Mayer, 49f).
48 Zülch II, 13.
49 Fraenger, 187f.
50 Ebenso Mittelstädt, 16.24.
51 Weismantel, 563; vgl. auch Bodoni / De Poli, 26 und De Fiore, 24.
52 Bodoni / De Poli, 26; De Fiore, 24.
53 So auch Fraenger, 190; Mittelstädt, 16.18.
54 Zu ›Longinus‹ vgl. Legenda aurea, 235f.
55 Lücking I, 24f [großformatige Reproduktion bei Fraenger, Abb. 90, S. 226]. Testori und Bianconi (84) geben zusätzlich als mögliche Selbstportraits den Heiligen Christophorus vom Lindenhardter Altar und den Evangelisten Johannes vom Isenheimer Altar (GA) an.
56 Hilsenbeck, 17 und Abb. 22, vgl. auch aaO., 11f; Wilhelm Busch, 41 u. v. a.
57 Scheja, 68. U. U. bezog sich Scheja auf eine Bemerkung von Mela Escherich (II, 118): »Vieles in dem Typus der eigenen Persönlichkeit ist auch in dem Johannes dem Täufer gegeben, der auf dem Isenheimer Altar gleichsam als Prologus auftritt und mit seiner leidenschaftlichen Geste ein religiöses Bekenntnis ablegt, das wohl als dasjenige des Meisters verstanden werden darf.«
58 Weixlgärtner, 22f.
59 Scheja, 68.
60 Vgl. dazu Marquard I, 12f.
61 Gombert, 12. »Auf der Rückseite ist beiderseits der mittleren Öffnung die Verkündigung angebracht, überragt von Gottvater in den Wolken« (aaO.); vgl. auch Hartmann, 71; Behling II, 4.14f. Das Motiv ›Gottvater in den Wolken‹ nimmt Grünewald im Isenheimer Altar in der 1. Öffnung (Menschwerdung) und in der 2. Öffnung (Versuchung) auf, wie auch später bei der Stuppacher Madonna (vgl. Wilhelm Busch, 41).
62 Der Vortrag erschien 1921. Vgl. Marquard I, 9.31.101.115f.
63 Bernhart, 32–34. Bernhart nimmt Bezug auf die Fenster der Kathedrale St. Jean in Lyon (Abb. bei Mâle, 59–61 und Tafel 18). Vgl. auch Saran II, 227.

64 Text bei Mâle, 60.

65 Bernhart, 34.

66 Ruth Mellinkoff hat durch ihre Ausdeutung des Engelskonzertes – vor allem unter besonderer Hervorhebung des grün gefiederten Engels – die Auslegung um eine ernsthafte Variante erweitert. »The devil at Isenheim« (so der Titel ihrer Studie) ist »the greenish, all feathered creature inside the templelike structure at the left« (aaO., 6). »The brownish color of his face and the green color of his hands evoke a sence of decay – it is the palette of death, reminiscent of earth, fungus, and rotting leaves. The greenish cast of hands suggest gangrenous flesh« (aaO., 22; vgl. aaO., 31.47). Mellinkoff deutet die Inkarnation (Kreuzigung und Beweinung) m. E. plausibel als Auseinandersetzung mit der durch die Dämonen angezeigten Rebellion gegen die durch Christus erwirkte Erlösung (aaO., 4).

67 So immerhin schon auf den Lichtdrucktafeln des Nestors der Grünewaldforschung, Heinrich Alfred Schmid (1. Teil, 1907, Tafel 19. / 20.); vgl. auch Hagen II (1923), 155; Zülch I, Abb. 100; II, Abb. 37; Bauch (Auflage von 1967 mit Fotografien von Erich Müller-Cassel), 24; Scheja, 42; Fraenger, Abb. 120 (S. 268); Reichenauer, 135.154; Spath I, 52; Hartmann, 67.

68 Vgl. Marquard I, 12f.

69 Das Beispiel des Albrecht Dürer belegt, daß man damals auch ganz anders mit seiner Kunst und Popularität umzugehen verstand. Vgl. auch Schmid II, 5f; Ruhmer III, 173 sowie Testori / Bianconi, 11; Gronemeyer, 96f; Adolf M. Vogt 12f.14f.19.

70 Vgl. dazu Marquard I, 12.103; Haug, 10. Vgl. dagegen Hartmann (21), die Grünewald gegenüber Guersi geradezu aufdringlich anmerken läßt: »Ich wurde nie liebkost oder gestreichelt.«

71 Zu Joachim Sandrart s. o. Anm. 29–31.

72 »Unter ›Wasserkunst‹ sind Pumpwerke oder Röhrenanlagen zu verstehen, die unter Überwindung von Höhenunterschieden entweder die Wasserversorgung eines Ortes oder den Betrieb einer Maschine (Mühle, Bergwerk) oder auch von Springbrunnen und Wasserspielen gewährleisteten« (Hotz II, 12). Vgl. auch Zülch I, 48f.

73 Vgl. Lücking I, 261. In seinem Bericht erwähnt Sandrart im Zusammenhang seines auf 1629–1635 zu datierenden Rom-Aufenthaltes (Kehl I, 94) ein Bildnis und resümiert: »Matthaeus Grünwald Alemann fecit« (Lücking I, 263; Kehl I, 178; Zülch I, 384.394; s. u. Anhang (Sandrart-Bericht).

74 Die Liste der möglichen Namen und verschiedenen Schreibweisen ist lang. Die folgende Liste erhebt nicht den Anspruch auf Vollständigkeit ...

Die Namen des »Mathias Grünewald«:

Dokumente bis 1528 [vgl. Kehl I,115–148]

1505	meister ***Mathis***
1510	meister Mathys melern
1511	Meister Mathes, maler
1514	Meister Mathis der Maler von Aschaffenburgk
	Meister Mathis maler

1515	Mayster Mathysen
1516	Mathias ***Gothart*** pictor
1517	Mattheus
	meister Matheis
1526	meister Mattheiß, malern
1527	Mathiß maler
	Meister Mathis ***Nithart*** von Wirtzburg, maler
	Maister Mathisen dem mahler

Dokumente nach Grünewalds Tod (Todesmeldung, Nachlaß, Erbschaft) [vgl. Kehl I, 148–175]

1528	meister Matthes Gothart
	meister Mattes Gothart
	Mathes Gothart
	Mathis malern de Würtzburg
	meister Mathis Nithart oder Gothart
1530	maister Mathis Gothart, mahlers
	meister Matthis Neithart
1531	Matthias
1532	Mathiß Neithart maler von Wurtzburg
1535	meister Matheßen
1540	Mathiß Nethart
1550(?)	..athis

Nachweise in der Kunstgeschichte [vgl. Escherich I,8–19]

1573	Mathis von Oschnaburg
1570ff	Math. (Mat[t]his) (von) Aschenburg
1619f	Maler Matthes von Aschaffenburgk
1641	Mattheus ***Grün***
1650ff	Matthias von Aschaburg
1657ff	Matheß Grün von Aschaffenburg
1668	Mattheus Grien
1675	***Matthaeus Grünewald***
1679	Matthäus Grünwald
1750	Mathias Schnaffnaburgenis
1774	Matthäus Gruenewald
1780	***Mathias Grünewald***
1802	Mathaeus Grunewald
1824	Mathes Grünewald
1829f	Matthäus Grünewald von Aschaffenburg
1842	Mathäus Grünewald
1849	Matheus Grunewald
1862	Mathäus Grunwald
1863	***Matthias Grünewald***

Die neuere Grünewald-Forschung [vgl. Schmitt]

1912	Mathis Gothardt-Neithardt
1927	Mathias Gothart Nithart
1930	Mathis Gothart alias Nithart
1935	Grünewald. Mathis Nithart
1937	Mathis Gothart Grünewald
1938	Grünewald. Mathis Gothardt-Neithardt
1943	Mathis Nithart
1953	Grünewald. Mathis Neithardt, genannt Gothart
1956	Mathis Gothardt Neithardt
1957	Grünewald, Mathis Gothart Nithart
1958	Mathis Gothardt Neithardt
1960	Mathias Grünewald, Mathis Gothart, des Stammes Neithart
1961	Mathis Gothart Neithart
1963	Mathias Gothardt Neithardt, genannt Grünewald
1964	Grünewald Mathis Neithart Gothart
1964	Meister MGN
1969	Meister M. G. N., Grünewald genannt
1973	Mathis Gothart Nithart. Grünewald
1974	Mathis Nithart, genannt Gothart
1975	Mathis Nithart-Gothart
(1996	Mathias Gothart Neithart)

75 Vgl. Escherich I, 10 (Nr. 26); Josten, 35; Kehl I, 95.

76 Vgl. Escherich I, 10 (Nr. 27); Kehl I, 95.

77 Völlig unverständlich ist die Behauptung von Berta Reichenauer im Anschluß an Rieckenberg (14): »Grünewald hieß eigentlich Grün, so wie Schongauer ›Schön‹ hieß.« Vgl. auch Ruhmer IV, 5.

78 Das Monogramm ›MGN‹ auf der Frankfurter Laurentiustafel könnte zu dem Schluß geführt haben, daß das ›G‹ für ›Grünewald‹ zu stehen hätte.

79 Vgl. dazu Zülch I, 394–398; Hagen I, 215–217; II, 244; Hausenberg, 138 und Sarwey, 33. Hans Jürgen Rieckenberg versucht die Identität Grünewalds mit einem Mathis Grün nachzuweisen (vgl. dazu auch Lücking I, 178–188; II, 5–7), der 1512 in Frankfurt Bürgerrecht erworben hat. Die Spuren dieses Malers lassen sich bis in das Jahr 1531 nachweisen. Das Monogramm Grünewalds kann freilich auf diese Weise nicht befriedigend erklärt werden.

80 Vgl. dazu Lücking I, 182 (sowie Kehl I, 175). Lücking besticht insgesamt durch eine geradezu ungebremste Kombinationsfreudigkeit. Die Probleme der Biographie Grünewalds lösen sich durch eine (Rieckenberg entlehnte) Doppelgänger-Theorie geradezu in Nichts auf, so »daß das Vorbild für den Heiligen Sebastian vom Isenheimer Altar der Maler und Wasserkunstmacher Mathis Nithart war, mit dem sich Grünewald 1513 im Elsaß getroffen haben muß« (aaO., 192; vgl. auch Lücking II, 6). Vgl. dazu die Kritik von Knappe, 281 und Kehl II, 5. Zuvor hatte bereits Walter Hotz aus Quellen des Aschaffenburger Stiftsarchivs versucht, dem Rätsel Grünewalds dadurch auf die Spur zu kommen, daß er in der Kombination der Nachrichten über den Aschaffenburger Meister Mathis Maler (Zimmermann) wie den Seligen-

städter Meister Mathes (Bildschnitzer) eine gewagte Identifizierung mit den leidlich einhellig aus entsprechenden Dokumenten als ›Grünewald‹ bezeichneten Maler vornahm und so das Werk um zahlreiche Bildschnitzerarbeiten entsprechend erweiterte (II, 9–13.98f). Durch die sorgfältigen Erhebungen Anton Kehls zu den Grünewald-Dokumenten hat sich auch dieser Versuch als untauglich erwiesen (Kehl I, 59.64); vgl. ebenso Sarwey, 68f.

81 Zülch I, 398; vgl. auch Hausenberg, 138 und Sarwey, 33.

82 Vgl. Escherich I, 9; Decker, 118f (u. 58).

83 Schmid II, 297; Hagen I, 216f; vgl. auch aaO., 215; Decker, 119.

84 So Rieckenberg (II, 118), der konstruiert: »Isenach war die Bezeichnung für Isenheim im Frankfurter Dialekt der Zeit.« Auch die Reduktion von Grünewald auf Grün löst sich durch Kombination scheinbar plausibel auf: »am Oberrhein war der Name Grünewald ebenso zu Grün geworden wie Schongauer zu Schön.« Schon der Vergleich hält einer Überprüfung nicht stand: »Sicher handelt es sich ursprünglich um ein einfaches Wortspiel mit dem Namen Schongauer, Schöngouwer, woraus sich mühelos Schön ableiten läßt. Aus Schön wird Hübsch, und damit sind wir beim hübschen Martin angekommen« (Der hübsche Martin, 27).

85 Schmid II, 302; Lücking I, 262. Lücking setzt in Klammern dazu: (= Isenheim); vgl. auch Zülch I, 397; s. u. Anhang (Sandrart-Bericht). Nur: Sandrart war in Frankfurt aufgewachsen. Wenn Rieckenberg aus »Isenach« im Frankfurter Dialekt der Zeit »Isenheim« heraushören zu können glaubt, stellt sich die Frage, wer sich da zu welcher Zeit verhört hat. An das nächstliegende (= Eisenach) scheint man nicht denken zu dürfen, da sich dadurch die Spekulationen und Kombinationen nicht mehr in dieser Plausibilität vermitteln ließen. Sandrart selbst jedenfalls, das muß Zülch (I, 385) zugestehen, »vermutet ... den Isenheimer Altar in Eisenach!«

86 Zülch I, 380.8; Lücking I, 44f.71; Kehl I, 95.97.

87 Zülch I, 395.

88 Lücking I, 261.

89 Kehl I, 95, vgl. auch Feurstein, 17.

90 Lücking I, 263; vgl. auch Zülch I, 384 und aaO., 394; s. u. Anhang (Sandrart-Bericht).

91 Die These, daß es sich um eine Verballhornung (Hans Baldung Grün in Grün-Bald = Grünwald) handelt könnte (Quellenangaben bei Kehl I, 96 und Feurstein, 16), ist in jüngerer Zeit nicht mehr wiederholt worden.

92 Zülch I, 403.

93 Vgl. Feurstein, 16 und Schmid II, 12f. Literatur von Hohbach bei Schmitt, Nr. 142 und 332.

94 Sandrart erwähnt in seinem Bericht einen Künstler namens »Hans Grünewald Mahler« (Zülch I, 382.383; vgl. auch Kehl I, 174f). Zülch identifiziert diesen Maler mit Hans Baldung Grien. Sandrart behauptete jedoch, daß dieser Hans Grünewald ebenso am Heller-Altar mitgewirkt habe und von ihm »inwendig ... kunstreich und fleißig gemacht worden« (Zülch I, 384; Kehl I, 175). Hans Baldung Grien jedoch hat die genannte Außenseite nicht bemalt (vgl. Zülch aaO.). Der Name Hans (Hein[t]z) Grünewald taucht im Zusammenhang kunstgeschichtlicher Studien nach Sandrart bis 1862 mehrmals auf: vgl. Escherich I, 12.15f.19.

95 Vgl. Zülch I, 11–60.

96 Kehl I, 93.

97 Kehl I, 92 (vgl. auch II, 8). Jedoch gibt es in der Grünewald-Forschung kaum ein Detail, das nicht auch umgekehrt gesehen werden könnte (vgl. zu dieser Problematik: Zülch I, 10): Vgl. Feurstein, 27f; Fraenger, 149f; zu Feurstein und Fraenger vgl. Zülchs bittere Kritik (I, 404). Eberhard Ruhmer (I, 27) – ein renommierter Grünewald-Forscher – stellt deshalb alles auf den Kopf, wenn er meint feststellen zu können: »Gothart dürfte sein eigentlicher Familienname sein.« Den Namen seiner Frau (Neithart) habe er sich nach der »vielleicht gegen 1519 geschlossene(n) ... Ehe« zugelegt.

98 Es handelt sich um ein Gesuch Meister Mathis Gotharts an den Statthalter des Erzbischofs von Mainz um Abbrechung einer Gehaltsregelung: »Lecta fuit supplicatio Mathie Gothart pictoris ...« (Kehl I, 133; vgl. auch aaO, 20.84; Zülch I, 368). Vgl. auch Zülch II, 9. In seinem Grünewald-Buch von 1954 datiert Zülch die Namensumstellung auf ›Gothart‹ um das Jahr 1511 (12: »vor«; 18: »seit«). Zu der Hypothese Zülchs, daß Gothart ein Wahlname Grünewalds sei, merkt Kehl an: »Die Hypothese ... ist wahrscheinlich; allerdings nur Hypothese« (aaO, 92). Die Todesanzeige dreier Hallenser Bürger benennt Grünewald ebenfalls ›meister Matthes Gothart‹ (Kehl I, 148f) und merkt an, daß er »in Got vorschieden sei.«

99 Zülch III, 12; ebenso I, 28.63. Vgl. dazu auch Kehl I, 93; Feurstein, 27f; Fraenger, 150.

100 So 1519 auf dem Maria-Schnee-Altar für die Aschaffenburger Stiftskirche. Vgl. Zülch II, 13. Sollten die beiden früheren Signaturen (z. B. der Frankfurter Laurentiustafel oder der Oxforder Zeichnung) echt sein (zurückhaltend: Decker, 27f), wäre die Namensumstellung auf ›Gothart‹ (MG N – Laurentiustafel) entsprechend früher anzusetzen (so Kehl II, 4.7.16). Als 4. Signatur kommt hinzu: Zeichnung Drei Männerköpfe: G in M (Friedländer II, Tafel 5).

101 Kehl I, 91. »Dabei ist freilich anzunehmen, daß das Volk zwischen Matthias und Matthaeus nicht unterschied« (aaO., 87).

102 Die beiden Dokumente, in denen Grünewald Würzburg zugeordnet wird, datieren von 1527 und 1528 (vgl. Kehl I, 145.151).

103 Kehl I, 164; Zülch I, 376f. In einem Gerichtsprotokoll aus Frankfurt vom 15. Februar 1527 wird von einer Klage des »Meister Mathis Nithart von Wirtzburg« (Kehl I, 145) berichtet. Vgl. auch aaO., 151. Im April des Jahres 1526 war Grünewald in Frankfurt im Hause »Zum Einhorn« des Seidenstickers Hans von Saarbrücken untergekommen (vgl. unten Anm. 172). Vor dem Umzug nach Halle im Frühsommer 1527 hatte Grünewald ihm die Vormundschaft für seinen Sohn Endres Neithart übertragen sowie die Verfügung über seinen Nachlaß (vgl. u. Anm. 170).

104 Vgl. Zülch I, 13; II, 6; III, 15; Fraenger, 151; Adolf M. Vogt, 15.151f.

105 Hagen II (im Anschluß an Schmid II, 49), 244; vgl. Behling II, 4; Weixlgärtner, 14; Kehl I, 101; Spath I, 127.

106 Entsprechend der Festlegung des Geburtsjahres (immerhin liegen zwischen beiden Polen nahezu 30 Jahre) äußern sich die jeweiligen Befürworter sowohl zur Frage möglicher künstlerischer Einflüsse auf den Maler als auch zur Problematik des Selbstportraits bei Mathias Grünewald in den Figuren seines Werkes.

107 Auch hier hat Heinrich Alfred Schmid (II, 5.50f) schulbildend gewirkt; nach ihm votierten für eine solche Lösung u. a.: Josten, 21; Hausenstein, 71f; Hagen II, 40.77.244; Feurstein, 43; Weixlgärtner, 15.17; Scheja, 22; Geissler, Meister Mathis, 17; Reichenauer, 14.

108 Weixlgärtner, 14f; Lücking I, 39; vgl. schon Schmid II, 49f.

109 Vermutungen über eine frühere Datierung des Geburtsjahres werden heute zurückhaltender geäußert, da archivalisch die Identitäten mehrerer »Meister Mathis Maler« nachgewiesen werden konnten. Vgl. dazu insgesamt Kehl I, bes. I. Teil, »2. Die Aschaffenburger Meister Mathis Maler (Zimmermann – Nachrichten von 1480–90«) und »3. Die Identität des Meisters Mathis(es) der Seligenstädter Bederegister von 1500/01–28/29, mit dem Zeugen des Niclaiß-Velten Prozesses von 1528/29, Meister Mates«.

110 Hausenstein, 22.72; Mayer, 11f; Hagen II, 245; zur Diskussion darüber vgl. Hausenberg, 96f; Weixlgärtner, 19; Testori / Bianconi, 11.

111 Z. B. Schmid II, 52f; Josten, 21; Zülch I, 77.

112 Zülch I, 77.

113 Mit Ausnahme von Maria Lanckoronska (9) zu Italien; vgl. auch Hartmann (10.24.50.75).

114 Vgl. dazu Marquard I, 20–22.

115 Vgl. schon entsprechende Hinweise bei Hausenberg (48f) aus dem 18. Jahrhundert.

116 Hagen II, 14. Vgl. zur These des sogenannten ›italienischen Konvents‹ auch Zülch I, 134.7; Weixlgärtner, 44; Hartmann, 24.110; vgl. auch Hagen II, 15–17, sowie zu Hagens Vorwort zur ersten Auflage: Marquard I, 21.111.

117 Mischlewski IV, 23; I, 265.

118 Mischlewski I, 265; vgl. auch Mischlewski IV, 19.

119 Kehl I, 10.84.115f: »... famulo meister Mathis ad pingendam et scribendam tabulam epitaphii« (vgl. auch Zülch I, 357). Zu Reitzmann vgl. Hotz II, 113 (dort Anm. 133).

120 Über eine Beziehung Grünewalds nach Seligenstadt vgl. Kehl II, 4.8.

121 Kehl I,11.84.116.

122 Kehl I, 11–19.84.116–132.

123 Kehl I, 126.

124 Kehl I, 120; bei Zülch (I, 360) [irrtümlich]: »10. Jan.«

125 Nach dem Tode Uriel von Gemmingens (1514) blieb Grünewald Hofdiener des Erzbischofs von Mainz (Albrecht von Brandenburg ab 1514): Am 27. August 1516 ersucht Grünewald die Statthalter des Erzbischofs von Mainz, Gehaltsansprüche zufriedenzustellen (Kehl I, 20.84.133; II, 4). In diesem Zusammenhang ist die (vermutlich von Philipp Uffenbach, einem Schüler Grimers, der seinerseits als Schüler Grünewalds gilt, stammende) Aufschrift der Oxforder Zeichnung (Halbfigur einer Frau mit gefalteten Händen) aufschlußreich: »... Mathis von Ossenburg des Churfürstn v(on) Mentz Moler ...« (vgl. Hausenberg, 27–29 und Tafel 21 bei Friedländer, Zeichnungen).

126 Kehl I, 118; II, 8.

127 Kehl I, 121. Zülch (I, 361) datiert diesen Vorgang auf 1511/12.

128 Lauts, 14. Es handelt sich um den von Dürer gemalten ›Heller-Altar. »Daß Jakob Heller Grünewalds Flügelbilder für den von ihm gestifteten Altar in

der Dominikanerkirche bestellt hat, ist durch urkundliche Belege nicht gesichert« (aaO., 17). Vgl. auch Kehl (I, 19.174f) und Decker (17–26) mit Verweis auf Sandrart. Zur Datierung vgl. Decker (26.68.93.108), der aufgrund dendrochronologischer Untersuchungen 1507/08 (und also »den Arbeitsbeginn ... zeitgleich mit Dürer« [26]) angibt.

129 Geissler, Meister Mathis – Leben und Werk, 25; Mischlewski IV,23f; Schmid II, 88; Weixlgärtner, 44f. Josten (28f) vermutet gar eine Beziehung zu den Roßdörfer Antonitern durch eine frühere Auftragsarbeit: die Basler Kreuzigung von ca. 1505.

130 Dokument der Gebweiler Chronik bei Zülch I, 367.

131 Die angenommene Datierung des Salbgefäßes (Geschlossene Darstellung) mit der Jahreszahl 1515 ist unzuverlässig (für die Datierung: Koegler, 56; Zülch I, 3.25.150.366 und II, 27 sowie Behling II, 12). Seine Ornamentik ist so rätselhaft wie die des Nachtgeschirrs auf der Menschwerdungstafel (1Ö) Bereits Schmid hatte zu der Ornamentik des Salbgefäßes entsprechend geäußert: »Die Deutung ist wohl heute (1911 ... R. M.) für immer erledigt ...« (Schmid II, 139; vgl. Kehl I, 41).

132 Kehl I, 156.37. Erst durch den Nachweis einer Verbindung von Grünewald zu Meister Micheln von Altkirch im Jahr 1513 (vgl. Nachlaßinventar: Zülch I, 373; Kehl I, 156; Saran I, 211) hat sich die Datierung des Isenheimer Altars von Koegler (56ff) und nach ihm Schmid (II, 16.131) von 1508/11 auf 1512/16 verschoben (vgl. Zülch I, 140; Kehl I, 41). Zur Datierungsbegründung durch Koegler vgl. auch Schmid II, 16.100f.104.373. Koegler setzt voraus, daß ein 1511 in Straßburg erschienener Holzschnitt Baldung Griens zu den sogenannten Sieben Hauptsünden (Granatapfel, von Geiler von Kaysersberg) die Kenntnis der Versuchungstafel (2Ö / RF) voraussetzt. Nach Auswertung des Nachlaßinventars (Vertragsbrief Micheln von Altkirch) durch Walter Karl Zülch gilt nun umgekehrt, daß Grünewald sich von Baldung Grien hat inspirieren lassen (Knapp, 30). Nicht erklärt ist damit allerdings, wieso Baldung Grien bei seinem Holzschnitt vollständig von der ersten Ausgabe des Buches Granatapfel (1510) abgewichen ist, bei seinen übrigen Holzschnitten sich jedoch an die Vorlagen gehalten hat (Bildvergleich bei Koegler, 56f); vgl. auch Feurstein, 61f u. Adolf M. Vogt, 160.

133 Kehl I, 134; Zülch I, 358f.368f. Ob auch der im gleichen Testament erwähnte (aber nicht nachweisbare) Hochaltar für die Kirche in Oberissigheim laut Testament von Grünewald gemalt werden sollte, ist nicht eindeutig zu klären. Immerhin spricht Reitzmann von einem ›magistro Matheo in Selgenstat‹. Es wäre das einzige Dokument, in dem eine Zuweisung Grünewalds zu Seligenstadt nachgewiesen wäre. Auffällig ist, daß Reitzmann Grünewald 1517 (Kehl I, 137) unter gleichem Namen (›Matheus‹) – also anders als in seiner 1505 belegten Verfügung (vgl. Kehl I, 115) – mit der Anfertigung des Maria-Schnee-Altars beauftragt; vgl. auch Behling II, 5.

134 Text der Gedenktafel bei Kehl I, 23f und Abb. 3 L8.

135 Vgl. Kehl I, 22. Photographien zwischen S. 72/73. Vgl. auch Zinke, 87 (dort Altarrekonstruktion nach Schmid); Hilsenbeck, 11; Rueß, 17; Hotz II, Abb. 92; Zülch I, Abb. 140.

136 Kehl I, 28f.141; Zülch I, 368.

137 Kehl I, 116.

138 Kehl I, 29.
139 Kehl I, 29.141–143 und Zülch I, 369.
140 Werkverzeichnisse u. a. in: Mayer, 80–84; Hagen II, 233–243; Feurstein, 158–160 und Abb. 1–87; Knapp, 45–47 und Bildteil, S. 1–56; Zülch I, 321–344; II, 61–64 und Abb. 1–98; Weixlgärtner, Abb. 1–11 und 1–35; Testori / Bianconi, 85–101 und Reichenauer, 192–210. Vgl. auch: Ruhmer I, 27–30; Geissler, Meister Mathis, 15–37; Bodoni / De Poli, 24; Mittelstädt, 13–15 und De Fiore, 30f. Zu seinen Zeichnungen vgl. zusätzlich Friedländer II; Graul und Ruhmer II.
141 Vgl. u. Anm. 171.
142 Zülch I, 372.
143 Behling II, 6.
144 Vgl. Zülch I, 47.
145 Kehl I, 36.148f; II, 9. Dokumente bei Zülch I, 372f und III, Abb. 37 u. 38.
146 Zülch I, 51–56.373–375; Kehl I, 151–160.
147 Kehl I, 156.
148 AaO., 157.110.
149 ›Scharteke‹ laut Duden: wertloses Buch, Schmöker ... Vgl. auch Zülch I, 43.
150 Kehl I, 157.110.
151 Kehl I, 154. Im folgenden werden die 12 Artikel zitiert nach: Wibbeling, 2–9.
152 Bilddokument in: Martin Luther und die Reformation in Deutschland, 258, Nr. 327 sowie Franz, Abb. 6 u. S. 330. Faksimiledruck in: Waas, nach S. 96 (8 S.).
153 Bornkamm, 318. Vgl. auch Wibbeling, 139; Franz, 126.
154 Bornkamm, 315. »Das Elsaß war ... die Heimat des Bundschuhs« (Franz, 141; vgl. auch aaO., 80).
155 »Das Jahr 1525, das Jahr des großen Bauernkriegs, muß auch im Leben Grünewalds einen tiefen Einschnitt bedeutet haben. ... Sämtliche kurfürstlichen Städte im Maingebiet schlossen sich den Bauern an. Die Bürger von Seligenstadt und Aschaffenburg mit dem Rat an der Spitze belagerten, zusammen mit einem Bauernaufgebot unter Götz von Berlichingen, das Aschaffenburger Schloß und zwangen den Statthalter des Kurfürsten zur Annahme der ›Zwölf Artikel‹« (Geissler, Meister Mathis, 31; vgl. auch Franz, 195). Für das Erzstift Mainz unterzeichnete der erzbischöfliche Statthalter, der Straßburger Bischof Wilhelm von Hohnstein, am 7. Mai 1525 den ›Miltenberger Vertrag‹ (vgl. Schwerdtfeger, 31). »Nach der Niederwerfung durch den Schwäbischen Bund wurden die aufrührerischen Kommunen mit hohen Bußgeldern und mit dem Verlust ihrer Privilegien bestraft, die Zünfte teilweise aufgelöst, die des Aufruhrs Überführten zu Geldstrafen oder Vermögenskonfiskationen verurteilt. Wenigstens unterblieben im mainzischen Herrschaftsbereich die grausigen Leibes- und Todesstrafen, die Riemenschneider und Jörg Ratgeb so erbarmungslos trafen. Bei denen, die in die Freien Reichsstädte fliehen, werden die Güter eingezogen. Alle Hofdiener und Beamten, die der ›lutherischer Sekte‹ verdächtig sind, werden entlassen, der Besitz lutherischer Schriften wird untersagt. Auch Grünewald schied damals aus dem erzbischöflichen Dienst aus, wir wissen nicht, unter welchen Umständen. Daß er in die Ereignisse verstrickt war, ist sicher, er hätte sonst wohl kaum Aschaffenburg verlassen und sich nach Frankfurt begeben« (Geissler, Meister Mathis, 31f. Vgl. auch Zülch III, 25–30 sowie Franz, 280f).

156 Diese Datierung erfolgt in Übereinstimmung mit Weixlgärtner, 106; Zülch II, 62 und Knappe, Tafel 8; Christian Müller, 31.35.

157 Brecht I, 50. So heißt es einführend in den Zwölf Artikeln: »Das Evangelium ist nicht Ursache der Empörung oder des Aufruhrs, dieweil es eine Rede ist von Christus dem verheißenen Messias, dessen Wort und Leben nichts ist denn Liebe, Friede, Geduld und Einigkeit lehret; also, daß alle die an diesen Christus glauben, friedlich, geduldig und einig werden. So denn der Grund aller Artikel der Bauern (wie denn klar gesehen wird), das Evangelium zu hören und dem gemäß zu leben gerichtet ist« (Wibbeling, 2f). Die Artikel schließen mit der Friedensbitte: »Der Friede Christi sei mit uns allen. Amen« (aaO., 9).

158 Brecht I, 51; vgl. auch Waas, 96f.

159 Brecht II, 174; vgl. auch Franz, 125.

160 Vgl. Martin Luther und die Reformation, 260, Nr. 333: eine Liste zerstörter Schlösser [262] und Klöster [52] allein in Franken zeigt die Auswirkungen der Erhebung von 1525. Luther hatte in seiner Stellungnahme zu den Zwölf Artikeln (›D. M. Luthers Ermahnung zum Frieden auf die Zwölf Artikel der Bauernschaft in Schwaben. 1525‹ [in: Wibbeling, 58–92] um die gute Absicht der Artikel gewußt, aber den darüber hinausführenden Mißbrauch befürchtet, »denn es ist nicht möglich, daß so großer Haufe allesamt ernste Christen sind und gute Meinung haben, sondern ein groß Teil braucht der andern gute Meinung zu ihrem Mutwillen und suchen darunter das ihre« (aaO., 59).

161 Brecht II, 174; vgl. auch Franz, 191f.

162 »Kein einziger (der Adligen, R. M.) von ihnen erwog den Gedanken, die Hand, die die Bauern ihnen boten, ehrlich zu ergreifen, um mit ihrer Hilfe seinen Staat neu aufzubauen« (Franz, 289).

163 Franz, 280.

164 AaO. Zu den Gründen der Niederlage der Bauern vgl. aaO., 282; vgl. auch Waas, 256.

165 Ein trauriger Bauer [der »traurette baur« (Mittig, 8.25.48.71)] sitzt – vom Schwert durchbohrt – zusammengesunken auf einer Säule. Abb. in: Mittig, Faltblatt und 8.25.51; Waas, 254; Luther und die Reformation, 262f Nr. 338; vgl. auch Zucker, 30.61f und Franz, 281.

166 Vgl. Franz, 280f.

167 Auch die Karlsruher Zeichnung ›Christus am Kreuz‹ (ganzseitige Reproduktion bei Reichenauer, 193) dürfte entgegen zahlreicher Datierungen auf ca. 1510 und früher (z. B. Hagen II, 82; Feurstein, Abb. 68; Graul, 33; Zülch II, Abb. 67; Weixlgärtner, 109f; Behling II, 7; Reichenauer, 194) im zeitlichen Zusammenhang der Karlsruher Kreuzigungstafel stehen (vgl. z. B. Borries [im Anschluß an Jan Lauts], 192f; Christian Müller, 21). Es ist nicht vorstellbar »daß ein Künstler, der den menschlichen Akt so eingehend wie in dieser Zeichnung studiert hat, in der Lage gewesen sein könnte, alles Naturstudium wieder zu vergessen und derart entleiblichte, noch aus gotischer Tradition erwachsene Leidensgestalten zu malen, wie sie die Tafeln in Basel (um 1505, R. M.) und Washington (um 1511, R. M.) zeigen« (Borries, 193); vgl. auch Hausenstein, 68f.

168 »Die Berichte über die grausamen Vergeltungsaktionen sind zahlreich, Hinrichtungen und Verstümmelungen waren an der Tagesordnung« (Martin Luther und die Reformation, 262, Nr. 337).

169 Zum Verhältnis MGN – Albrecht vgl. Kehl II, 12.
170 Im April/Mai 1530 klagt Arnold Rücker gegen Hans von Saarbrücken, dem Vormund von Endres Neithart, auf Zahlung, da er ihn »vier jhar erzogen« habe und »derhalben ehr vor jeglichs jar fordert funf gulden« (Kehl I, 161; vgl. auch Zülch I, 371.376).
171 Vgl. Ruhmer I, 29.
172 Vgl. Zülch I, 426; Kehl I, 148: »zu Frangfart am Mayn einem burger mit nhamen meister Hans Seidenstigker zu dem Eynhorn wonhaftigk.«
173 Vgl. Zülch I, 371; III, 27.
174 Kehl I, 143.31; Zülch I, 371.
175 Möhle, 3.
176 Kehl I, 154; Zülch I, 374.423–425 sowie 41 (Abb. 20).
177 »Wahrscheinlich arbeitete er nach 1526 nur noch als Wasserkunstmacher« (Kehl I, 35).
178 Lottlisa Behling (II, 12) spricht zutreffend vom »Vorrang des biblischen Berichts vor allen späteren literarischen Interpretationen«.
179 Scheja, 16.
180 »Die früheste Erwähnung Grünewalds« (vgl. Escherich I, 31 [Nr. 210]). Vgl. auch Bock, 142f.177, dort: Anm. 133; Zülch I, 376; Kehl I, 172. Zucker zitiert: Melanchthon, Sp. 504.
181 »Dürer malte alles großartig und durch außerordentlich zahlreiche Linien abgewandelt. Die Gemälde von Lucas sind feingliedriger, sie schmeicheln mehr. Dennoch zeigt jeder Vergleich, wie sehr sie sich von Dürers Werken unterscheiden. Mathias aber trachtete nach Maß und Mitte.« Dokument bei Kehl I, 172, Nr. 29; Hausenberg, 24; Zülch I, 376; Hotz II, 119. Lücking (I, 38) denkt hierbei (abwegig) an den Bruder von Lucas Cranach, der ebenfalls Maler war.
182 Der hinweisende Finger bestimmt freilich auch die ›Rechtfertigungsbilder‹ Lukas Cranachs (insbesondere ›Sündenfall und Erlösung‹, Prag, Nationalgalerie); vgl. auch Thöne, 8f; Martin Luther und die Reformation, 398–400, Nr. 538; Hayum II, 84.
183 Zülch II, 11 und Zülch III, 1f (in I, 9 hatte Zülch diese Bekanntschaft noch mit einem Fragezeichen versehen).
184 Da Melanchthon zu Dürer und Lukas Cranach Beziehungen unterhielt, ist erst recht anzunehmen, daß er sich nicht ohne persönliche Bekanntschaft zu Grünewald auch im gleichem Atemzug zu seiner Kunst äußert (vgl. auch Testori / Bianconi, 11). Den Altar konnte Melanchthon unter Umständen bereits bald nach dessen Fertigstellung gesehen haben: »Mindestens zweimal, 1517 und im Frühjahr 1518, weilte Melanchthon einige Wochen in der Reichsstadt Hagenau im Elsaß« (Scheible, 128).
185 Mit seinem Grünewaldbuch von 1911 »schuf er ein Werk von beinahe überzeitlichem Wert und gab die Grundlage für weitere Tatsachenforschung, aber auch den Stoff für synthetisch gerichtete Arbeit« (Hausenberg, 99).
186 Schmid II, 183. Vgl. der Sache nach auch: Spath I, 126f.
187 Oskar Beyer, 1500. Vgl. schon sehr früh: Schneider, 234f. Der Mainzer Prälat Friedrich Schneider versuchte, Grünewalds Kunst »an der Hand der kirchlichen Tagzeiten« vor dem Hintergrund des aufgeworfenen Gegensatzes der Ohnmacht menschlicher Natur und der Fülle göttlicher Gnade verbunden

zu sehen in »einer dogmatisch-mystischen Einheit«. Vgl. auch Bernhart (13f) der auf diesem Wege fortschreitet und vor allem Grünewalds Engelskonzert und Menschwerdungsbild mit Texten aus Brevier und Missale zu deuten sucht. Scheja (34) schreibt über die »in mystischer Kontemplation« befindliche Maria der Verkündigungstafel: »Maria wird als vornehmste Vertreterin der klösterlichen vita contemplativa gesehen. Sie betet daher das Brevier. Die Empfängnis ist zugleich ein Akt der Kontemplation des Göttlichen.« Vgl. auch Kehl II, 12.

188 Adolf M. Vogt, 23. Mit diesem Urteil wird stillschweigend vorausgesetzt, daß alle Künstler des Mittelalters tendenziell mehr oder weniger Mystiker gewesen sind. Es kommt freilich einer groben Verkürzung gleich, die mittelalterliche Kunst in ihrer ästhetischen Sensibilität allein auf mystische Wurzeln reduzieren zu wollen (vgl. dazu insgesamt Eco II).

189 Hausenberg, 96.

190 Die Offenbarungen (›Revelationes‹) der heiligen Birgitta von Schweden (ca. 1303–1373) wurden erstmals 1492 in Lübeck gedruckt; 1502 erschien eine deutsche Ausgabe bei Anton Koberger in Nürnberg unter dem Titel »Das Puch der himmlischen Offenbarung der heiligen Wittiben Birgitta von dem Künigreich Sweden« (vgl. Feurstein, 107 [dort irrtümlich *Hans* Koberger]; Knapp, 9; Odenius, 1299f).

191 Feurstein, 44.48f; vgl. auch 31.52f.86f.98–104 (dort sogar die Rede von einer »Abhängigkeit«, die Feurstein mit zahlreichen Belegstellen als »gesichert« ansieht). 149.

192 Kritisch zu Feurstein äußerten sich: Scheja, 59f.74f und von Einem (7), der in bezug auf die angebliche Abhängigkeit vom Sermo Angelicus der Birgitta anmerkt: »Grundsätzlich muß gesagt werden, daß Schriftquellen der späteren theologischen Literatur nur dann für die Auslegung verwertbar sind, wenn sie Elemente und Züge belegen, die sich nur in ihnen, nicht auch an anderen Stellen finden. Sobald eine Quelle nicht mehr als allgemein biblisches oder liturgisches Gedankengut enthält, verliert sie an Zeugniswert.«

193 Z. B. Knapp, 9.23; Zülch I, 28f; Pinder I, 9; Weismantel, 540.542f.546.557; Möhle, 5; Zülch II, 11; Zülch III, 3.9; Adolf M. Vogt, 21f.161; Behling I, 1888; Ruhmer I, 120; Weixlgärtner, 23.47f.60.63.81; Sittler I, 18f; Bodoni / De Poli, 28–30.53; Hütt, 340; De Fiore, 31f; Schulze, 169; u. v. a.

194 Bock, 50–54. Feurstein, der Bocks Grünewald-Studien in seinem Buch in einem anderen Zusammenhang zur Kenntnis nimmt (Feurstein, 148), kann die Vorarbeit Bocks zur Beziehung Grünewalds zur heiligen Birgitta nicht verborgen geblieben sein. Nahezu zeitgleich hat Wilhelm Fraenger in seinen »ca. 1929« (Matthias Grünewald, 329 – vgl. »Zum Geleit« [aaO., 7]: »1929/30«) in Mannheim gehaltenen aber damals noch unveröffentlichten Vorträgen auf Grünewalds Lektüre der Visionen der heiligen Birgitta hingewiesen (aaO., 83).

195 Niemeyer, 13. Vgl. auch aus neuerer Zeit: Hinz, 132.404. Hinweis auf Meister Eckart auch bei Fraenger, 83; Scheja, 51; zu Seuse bei Scheja, 60.79.

196 Fraenger, 37–39.83.264.285.296.299.

197 Scheja, 40.73. Schon 1930 hatte Feurstein eine solche Einwirkung auf die Kunst Grünewalds verneint (aaO., 146).

198 AaO., 40.52.54f.66.73.77f. Die erste Ausgabe von ›La Commedia‹ wurde 1472

von Johann Neumeister in Foligno gedruckt, ihr folgte ein Neudruck nach dem anderen. Das Beiwort ›Divina‹ wurde erst 1555 hinzugefügt. Auf Dantes ›Göttliche Komödie‹ hatte bereits Weismantel 1943 verwiesen (Weismantel, 549).

199 Scheja, 66.

200 Es wiederholt sich der gleiche Vorgang wie bei Feurstein-Bock ... Berta Reichenauer (82) vertritt im Anschluß an Hanny Franke (vgl. Schmitt, 210 [Nr. 151].234 [Nr. 481]) die Ansicht, Grünewald hätte aus besonderer Affinität zur Mystik der Hildegard auf dem Isenheimer Altar »ihr Kloster auf dem Rupertsberg bei Bingen im Hintergrund des Weihnachtsbildes verewigt.« Vgl. auch aaO., 126–128.136–161ff und Kerner, 114 (Marie Anne Hartmann freilich sieht sich in der Lage, nachweisen zu können, daß die in der Weihnachtstafel abgebildete Kirche das Breisacher Stephansmünster ist [Hartmann, 81f; vgl. auch Schmid II, 158]). Berta Reichenauer ist m. E. die vehementeste zeitgenössische Verfechterin einer Zuordnung Grünewalds zur Mystik. Kein Detail ist ihr zu winzig, um nicht eine Belegstelle in der mystischen Literatur zu finden, die ihre Grundthese auf jeder Seite ihres (mit außerordentlich schönen Reproduktionen versehenen) Buches bestätigt, daß Grünewald der »mittelalterlichen Mystik zugewandt« war (aaO., 15). Vgl. auch Kerner, 95 (dort zeitgenössische Abbildung der Klosteranlage); zu anderen Zuschreibungen des Klosters im Hintergrund des Weihnachtsbildes vgl. Schmid II, 90.

201 Bernhart, 5.14f; Scheja, 43.46.62.77.79.

202 Die Bedeutung des Wortes ›Mystik‹ läßt sich etymologisch sowohl ableiten von »mysterion« (das Geheimnisvolle) als auch von »myein« (sich [ab-] schließen).

203 Rosenau, 582.

204 Vgl. Marquard I: Am Beispiel Karl Barths wird dokumentiert, daß der Isenheimer Altar unter einem konsequent christologischen Anspruch gesehen und verstanden werden kann, der dementsprechend auch die Gestalten des Altars (z. B. Maria) nicht als repräsentative Figuren einer unio mystica versteht, sondern – theologisch verstanden – als ›Zeugen‹ deutet. Als Auslegung im Sinne der unio mystica vgl. Günther (II, 48): »Tritt im Kreuzesbild bei Grünewald die Ader einer kirchlich gepflegten Mystik unverkennbar zutage, so ersteigt sein mystisches Empfinden ... seinen Gipfel im Mittelbild des großen Altars.« Bereits 1924 hatte Günther in einer Abhandlung über ›Die Brautmystik im Mittelbild des Isenheimer Altares‹ die mittelalterliche Brautmystik (»Mater et Sponsa«) als »Ursprung« (I, 95), als »Quellort« (I, 136) des Geheimnisses des Altares zu beschreiben versucht (vgl. dann später im Anschluß an Günther: Scheja, 43f). Weismantel (539) preist gar Grünewald als den »größten germanischen Mystiker«.

205 Huysmans I und II; Essays von Huysmans auch in Ruhmer, 5–25 und Josten, 81–85. Vgl. auch Marquard I, 21.111.

206 Rosenau, 587.

207 »Mystisch kann man eine religiöse Erfahrung nennen, aber nicht jede religiöse Erfahrung ist mystisch« (Borchert, 13).

208 »Durch die Visionen der Birgitta von Schweden wurde u. a. die Ikonographie der Geburt Christi umgestaltet (weißes Gewand Mariens, Geburtssäule,

Christuskind im Strahlenkranz), oder auch die der Kreuzannagelung Christi« (Suckale II, 594).

209 Wenn man voraussetzen darf, daß das Verhältnis der Mystik zur Kunst zumindest ambivalent gewesen ist (der Begriff der Schönheit wurde tendenziell verinnerlicht und stand der bloß äußeren Schönheit des Kunstwerks entgegen), wird man umgekehrt von der Kunst her der Mystik mit Vorbehalten begegnet sein, da die Kunst von der Mystik keinen unmittelbaren Beitrag zur Ästhetik erwarten konnte. Vgl. auch Eco II, 19–27.147–149.

210 Suckale II, 594.

211 Josten kann sogar zur Klärung eines Details des Engelskonzertes einen »an sich aller Mystik fernen Gedankenkreis der Deutung ... zugrunde« legen (51).

212 Schmid Noerr, 165.

213 Vgl. dazu Hans-Martin Barth, 65–78.

214 Legenda aurea, 122.

215 Mischlewski (II, 341) führt die rasch anwachsende Bedeutung des Wallfahrtsortes auf das Auftreten »einer geheimnisvollen Krankheit« (›Ignis Sacer‹ [›heiliges Feuer‹]) zurück, die »von 1085 bis 1096« ... »weite Landstriche Westeuropas« heimsuchte und das Volk Zuflucht bei den Reliquien des Heiligen suchen ließ.

216 Mischlewski I, 256; Haering, 39; vgl. auch Bauer, 20. Zu den therapeutischen Leistungen der Antoniter vgl. Mischlewski II, 29–33.

217 Gemessen an dem schlechten Ansehen, das die frühmittelalterliche Medizin hatte, ist die zunehmende Wertschätzung medizinischer Leistungen der Antoniter (freilich immer noch im Sinne eines Handwerks als ›cheirurgia‹) beachtlich (Keil / Platte, 16f).

218 Vgl. Bauer, 65 und Mischlewski II, 29–33. Im Lorscher Arzneibuch sind Heilmittel gegen das Antoniusfeuer überliefert: aaO., 85.118. Eine Auflistung der auf dem Isenheimer Altar (2Ö [LF]) abgebildeten Heilkräuter bei Mischlewski I, 282; vgl. Behling II, 17f und Hartmann, 112.

219 Heck I, 2.

220 Mischlewski I, 257.

221 »St. Antonius half auch kranken Tieren und war daher auch Schutzpatron der Hirten und Herden« (Weixlgärtner, 44). Vgl. auch 1Ö (Menschwerdung) die Verkündigung an die beiden Hirten.

222 Mischlewski I, 257; vgl. auch Mischlewski II, 36–38; Bauer, 71 und Haering, 39–42; Hayum II, 37f.

223 Vgl. auch Weixlgärtner, 44.

224 Mischlewski I, 260f und Haering, 44.

225 Zur Zeit Grünewalds stellt sich die Pilgerwallfahrt jedoch in ihrer geistlichen Zielsetzung durchaus ambivalent dar: Im Spätmittelalter war auch die Spezies des »Delegationspilger(s)« unterwegs, »der anstelle eines anderen oder im Auftrag einer Gruppe – freiwillig oder gezwungenermaßen – reiste« (Herbers, 39). Ebenso waren verstärkt »für Verbrechen zu einer Strafwallfahrt verurteilte Pilger« anzutreffen, die nicht unbedingt die Sicherheit auf dem Pilgerweg erhöhten (aaO., 50). Erasmus von Rotterdam überzog (u. a. aus diesen Gründen) die Jakobuswallfahrt mit beißendem Spott [vgl. Opera omnia I, 3, 471]. Über den »Niedergang von Compostela« vgl. auch 15. Jahrhundert, 71.

226 Mischlewski I, 261; II, 196.222.

227 Unweit von Isenheim – in einem bewaldeten Seitental der Lauch – liegt Murbach. Die ehemals außerordentlich bedeutende (und heute noch fragmentarisch von großartiger romanischer Architektur kündende) Abtei hatte am 5. Februar 1313 u. a. ihren Dinghof in Isenheim den Antonitern verkauft. »Unter den zugehörigen Rechten befand sich auch das Patronatsrecht über die Isenheimer Pfarrkirche, die der Basler Bischof noch im gleichen Jahr der Präzeptorei inkorporierte« (Mischleweski I, 261; vgl. auch II, 75); vgl. auch Haering, 44.

228 Denecke, 215.

229 Herbers, 8; vgl. auch aaO., 15f.

230 AaO., 45.

231 Zur Rekonstruktion der Apostelpredella (und also der Stellung und Bedeutung des Jakobus innerhalb des Ensembles) vgl. Suckale I, 176 sowie Lecoq-Ramond / Béguerie, 78–81. Zur Jakobus-Wallfahrt vgl. Mischlewski II, 33f; Le Saint Jacques de Gueberschwihr . . . , 37f.

232 Zu Jakobus (Mk 1,19) und zur Entwicklung des Jakobuskultes und der mittelalterlichen Pilgerfahrt vgl. Legenda aurea, 488–490; Herbers, 19–52.

233 Vgl. zur Bedeutung der Pilgerkleidung: Herbers, 49; Peter Müller, 101–103. Zur Ikonographie des Pilgers vgl. Martin Schongauers Stich ›Heiliger Jakobus der Ältere‹ (Der hübsche Martin, K. 36, S. 313; Le Saint Jacques, 37).

234 Heck I, 2.

235 Mischlewski I, 258.

236 Heck I, 2; vgl. auch Haering, 39f.

237 Diese Bezeichnung führt freilich in ein »Labyrinth von Bezeichnungen und Definitionen« (Bauer, 20; vgl. auch Wickersheimer, 160). Generell wurden unter dem »ignis sacer« alle Formen des kalten und heißen Brandes verstanden (Bauer, 29).

238 Mischlewski I, 256; vgl. auch II, 22–25.341.349–351. Vgl. zum Problem des Ergotismus insgesamt die Studie von Bauer, die sich zur Ätiologie und Pathogenese beider Formen des Ergotismus medizinisch, medizingeschichtlich und sozialgeschichtlich mit Belegen zeitgenössischer Kunst (insbesondere Hieronymus Bosch) äußert.

239 Behre, 76.

240 Zitiert nach Béguerie, 5; weitere Belege bei Mischlewski II, 22f; Bauer, 13–51; Saran I, 103.

241 Bauer, 31; sowie aaO., 9f.38f.53; vgl. auch Mischlewski II, 350.

242 Wickersheimer, 165.

243 Stadt im Wandel . . . , 323; Römpp, 1218.

244 Bauer, 16; vgl. aaO., 13.36.41f und Mischlewski II, 23. Vgl. auch Willerding, 246–250.

245 Fraenger, 46: »Links unten kauert in der Ecke eine entsetzliche Figur, der wahre Insasse des Isenheimer Hospitals.« Bereits auf dem rechten Flügel des Lindenhardter Altars (ca. 1503) hatte Grünewald (über der Gestalt des Dionysius) einen Dämon mit Spuren des Ergotismus abgebildet.

246 = Bauchwassersucht.

247 = zu Blutungen führende Entzündung des Dünndarms. Bauer, 76.

248 = Auszehrung (der Gliedmaße).

249 = Eitergeschwür.
250 = Eiterausschlag.
251 AaO.
252 AaO., 19; vgl. auch aaO., 29f. Vgl. auch Möller-Christensen, 134–136.139.
253 = abgestorbenes Gewebe.
254 Wickersheimer, 169.
255 = Fehlstellung eines Gelenks.
256 AaO., 166; vgl. auch Helmut Vogt, 257.
257 Mutterkornvergiftetes Brot wurde am 13. August 1951 in dem südfranzösischen Ort Pont-Saint-Esprit (Provence, Dép. Gard, Arr. Nimes) verkauft und führte zu über 200 Erkrankungen und einigen Todesfällen (Römpp, 1218; Mischlewski II, 23 [Anm. 31]; Sarwey, 97; vorsichtiger über diese »rätselhafte Epidemie«: Bauer, 51). »Überwachung des Mutterkornanteils im Brotgetreide und die Entfernung des Mutterkorns vor dem Mahlvorgang, ... Überprüfung des Mehls durch mikroskopische, colorimetrische und chemische Untersuchungen« (Bauer, 55f) gehören heute zu den selbstverständlichen Standards in den Mühlen. Auch »ist durch Saatgutbeheizung das Auftreten von Mutterkorn außerordentlich selten geworden« (Stadt im Wandel ..., 323).
258 Jetter, 11.
259 Vgl. Mischlewski IV, 15; Hayum I, 79.
260 Vgl. Herbers, 42f. Mischlewski (IV, 18) vermutet sogar, daß der Altar (wenn auch nicht seiner ursprünglichen Bedeutung nach!) mehr und mehr in erster Linie dazu diente, den Pilgern eine Bildpredigt zu halten und erst in zweiter Linie seine Bedeutung für die Kranken behielt.
261 Skizze des Isenheimer Konvents in: Mischlewski IV, 16 (Fig. 1); Heck I, 7; Le Retable d'Issenheim ..., 134; Plan der Kirche: aaO., 138; Chatelet I, 62. Vgl. auch Haering, 45.47.62.66.
262 Zu Jean d'Orlier vgl. Mischlewski III, 122–128 und IV, 19–23 und Haering, 48f.
263 Vgl. Mischlewski III, 125 und IV, 23f. Aufschlußreich ist in diesem Zusammenhang eine Notiz der sogenannten ›Gebweiler Chronik‹ des Hans Stoltz (um 1540). Dort wird die verdienstvolle Tätigkeit Guersis erwähnt: »Er ... ließ bauwen den glockhen thurn, den hohen gabel die gewelb in der Kürchen vnnd die Thaffel auf dem From Altar« (Schmid II, 312; Hausenberg, 29; Zülch I, 367 und Lücking I, 70). Aus der Zeit der Antoniter ist »... heute noch das gotische Torhaus mit Spitzbogen-Pforte (vorhanden), darüber ein zerstörtes Wappen, bezeichnet 1777, über der Seitenpforte des gegen die Straße vorspringenden Baus eine Wappentafel, bezeichnet 1528; der gewölbte Klostergang mit geschmückten Schlußsteinen und Wappen, außerdem ein Teil des Hospitalbaus mit spätgotischen einfachen Fenstern ... Großes wohl im 17. Jh. erbautes mehrstöckiges Haus« (Hotz I, 95). Bilddokumente in Lücking I, 205 (Abb. 143) und Haering, 42f.45.47.58.61–67.71.73.75.77.
264 Schriftzug auf der Rückseite der Apostelgruppe mit dem Apostel Thomas. Bilddokument in Schmid II, 99; Spath II, 214.218. Béguerie (35): »Der Vermerk ›beychel‹ – Axt und ›bock‹ – Keule – auf der Rückseite zweier Schnitzarbeiten ist möglicherweise ein Hinweis auf verlorengegangene Attribute.« Daß ›beychel‹ ein Familienname ist (vgl. Spath II, 213) und

›der kolb‹ (›bock‹?!) »als beigefügter Übername ... wohl Beychels Herkunft aus Colmar« bekundet (Spath II, 219), bleibt nach wie vor unwahrscheinlich.

265 Vgl. Geissler, Der Altar, 38.

266 Geissler, Der Altar, 39.

267 Fraenger, 183: »Acht goldene Lilien auf blauen Grund, dazu ein rotes Schrägkreuz mit fünf weißen Muscheln stellen das Angeviner Adelswappen Guido Guersis dar.«

268 Dafür z. B. Zülch I, 15 (II, 27); Geissler, Der Altar, 39; Ruhmer IV, 12f.59; dagegen Kehl I, 41. Vgl. oben Anm. 131.132

269 Zur Datierung vgl. Kehl I, 37–41.

270 Blum, 92.

271 Geissler, Meister Mathis, 267; Saran II, 241.274; dagegen: Ruhmer IV, 60; Heck I, 26. Neuerdings wieder dafür: Béguerie, 39; Lecoq-Ramond / Béguerie, 81; vgl. aber Béguerie: o. S. VIII.XII.

272 »Die Flügel sind nicht mehr wie in der Gotik geschoßweise in einzelne kleinere, die heiligen Geschichten nebeneinander aufreihende Bildfelder unterteilt. Sie zeigen vielmehr nun eine einzige, die ganze Bildwand ausfüllende und auf die Altarmitte bezogene Darstellung mit einheitlichem Blickfeld und einer einzigen Bildbühne« (Winzinger, 786f).

273 »Wie ein großes *Buch*, mit Schranktüren als Bilderseiten, schlägt man solch ein Altarwerk auf« (Fraenger, 10).

274 Mayer, 25; Hagen II, 50; Fraenger, 12 [»Denn in dem von den Wunden übersäten Körper Christi sahen die Bresthaften von Isenheim ihren Jesus, den Gott der siebenmal Erniedrigten und der Gekränkten«].16; Geissler, Der Altar, 41; Saran II, 218 (»Die Kreuzigung als Werktagsseite ... «); Scheja, 14; Reichenauer, 83; u. v. a.

275 Hagen II, 54. »Wie haben nur von dem Altar in seiner Beziehung zu Grünewald selbst zu handeln« (aaO., 56).

276 Vgl. dazu den Verweis auf Arpad Weixlgärtners Anfrage zur Abfolge und zum Abschluß des Bilderzyklus (Weixlgärtner, 76.78) oben Anm. 15.

277 Zülch I, 202ff.219ff (II, 40ff.42ff; III, 10ff). Zülch hat in Bock (101, 102) und Schmid (II, 178ff.186ff) prominente Vorläufer. Vgl. ebenso Hagen II, 178ff. 182ff; Fraenger, 41f.282ff; Behling II, 16ff; Madauss, Tafel 3–5; Ruhmer IV, 57ff; Sarwey, 63ff.96ff und neuerdings wieder Hartmann, 100ff.109ff; u. v. a. Heinrich Feurstein nimmt diese Klippe erst gar nicht zur Kenntnis, indem er in seinem Grünewald-Buch die Zweite Öffnung schlicht unterschlägt.

278 Schon Christian Heck hatte 1983 angemerkt: Es »ist schwer vorstellbar, daß diese zweite Öffnung des Altares den Pilgern und Kranken nicht regelmäßig gezeigt worden sein sollte; und nicht nur sie allein, berücksichtigt man die Zusammenhänge, die diese zweite Öffnung mit der ersten und mit der Ansicht des geschlossenen Altares verbinden. Denn, auch wenn man sich nicht über die tiefsten theologischen Vorstellungen, aus denen heraus der Altar entstand, einig ist, alle Autoren sind sich zumindest darin einig, daß er eine ganz bestimmte Bedeutung hat, daß ihm eine Grundidee zugrundeliegt, nach der die verschiedenen Ansichten miteinander verbunden sind, eine in Abhängigkeit zur anderen konzipiert« (I, 14f). Albert Chatelet (II, 31) macht auf einen diesbezüglichen formalen Aspekt aufmerksam, der die Vermutung stützt, daß

Grünewald konzeptionell von innen nach außen vorgegangen ist: »Entgegen der verbreiteten Meinung der Kunsthistoriker hat Grünewald wahrscheinlich mit den Innenteilen begonnen. Tatsächlich ist es nur möglich, die Flügel nacheinander einzusetzen, indem man von innen beginnt und nicht umgekehrt.«

279 Mischlewski (II, 30f) weist darauf hin, daß die Arznei der Antoniter (›Saint Vinage‹) Wein gewesen ist, in den die Antonius-Reliquien getaucht wurden (vgl. auch Sarwey, 48.93f). Dieser Wein enthielt zudem einen Zusatz von Kräutern (vgl. linker Flügel, Zweite Öffnung!). Daß Antonius im Altarprogramm des Isenheimer Altars eine hervorstechende Bedeutung hatte, wird man also auch aus therapeutischen Gründen vermuten dürfen; vgl. Béguerie: o. S. VIII.XII.

280 Die Salbbüchse ist gewiß kein »Parfümtopf« (Hartmann, 48), deren Inhalt (»Indische Narde«) gar einen »Geruch von Wohlbefinden« verbreitet (aaO., 40f). »Sinnfälliger Ausdruck der Ohnmacht ist die Salbbüchse am unteren Ende des Kreuzstammes, die wohl heilende Salbe enthält, deren geschlossener Deckel aber anzeigt, daß die gute Absicht zu helfen hier an ihre Grenze stößt« (Marquard I, 26). Vgl. auch schon Schubring, der sehr treffend von der »ohnmächtigen Salbenbüchse« sprach (4). Als möglichen Inhalt vermutet Franziska Sarwey (94) m. E. zu recht »Antoniusbalsam«.

281 Jetter, 28. Wie auch immer die Hospitalanlage architektonisch ausgeführt war, es blieb die »optische und akustische Verbindung zwischen Bett und Altar« bestimmend (aaO., 26).

282 AaO., 28.

283 Brumter, 12; vgl. auch Saran II, 218; Mischlewski III, 122; Reichenauer, 148; Heck I, 14.

284 Bauer, 62. Vgl. auch Mischlewski IV, 18.

285 AaO., 62, Abb. 27; vgl. auch aaO., 28, Abb. 12; vgl. auch Wickersheimer, 165.167, Abb. 3; Hayum II, 32.

286 Bauer, 78.

287 Zülch I, 142 (II, 24 und III, 1); Fraenger (12) vermutet inklusive der Wimperge eine »Höhe von sechzehn Meter(n)«.

288 Rekonstruktionszeichnungen von Joseph Harnest, die den Anblick auf den gesamten Altar in seinen Wandlungen deutlich werden lassen in: Seidel I, 253–255; II, 58.60.62 und III, 9.33.65. Kritisch dazu Chatelet (II, 30): »Die von Dr. Harnest gemachten Zeichnungen, die den Platz des Altars im Chor zu rekonstruieren versuchen, sind in dieser Hinsicht ungenau: sie vermitteln den Eindruck eines viel größeren Raumes, der dem Altar nicht jene erdrückende Wirkung verleiht, die er ausgeübt haben muß.« Zuvor bestimmte die Rekonstruktion von Theophile Klem [Zeichnung von G. Ruthmann] die Grünewald-Forschung: vgl. Schmid I, Tafel 8; Niemeyer, 5–7; Josten, 23; Knapp, 19; Zülch II, 37; gegen Klem: vgl. Scheja, 12. Vgl. auch Rekonstruktion »bei freier Gestaltung von Raum, Sprengwerk und Mensa« von Winzinger, 789.797. Zum Standort des Altars in der Kirche vgl. Rekonstruktionszeichnung von C. Winkler (1907) in Heck II, 138.

289 Fraenger (S. 43; vgl. auch S. 259) macht in bezug auf die Konzeption z. B. der Kreuzigung (Geschlossener Altar) darauf aufmerksam, daß der »beträchtliche Größenunterschied der einzelnen Figuren« auffällt. »Es herrscht kein einheitlicher Maßstab, keine einhellige Proportion auf diesem Werk.«

Fraenger deutet diese Verschiebung in den Proportionen vom Johanneswort (Joh 3,30) her: »In allersinnfälligster Weise sehen wir die Erfüllung dieses Wortes sich im Bild vollziehen.« Vgl. auch schon Hausenstein, 8f und neuerdings Reichenauer (19f), die (sehr schön) von einer »›umgekehrte(n)‹ Perspektive« spricht.

290 Geissler, Der Altar, 43; vgl. auch Glück, 27; Reichenauer, 143; Saran II, 218; Chatelet II, 30; Sarwey, 86.

291 Jetter, 57f. Vgl. auch aaO., 20.

292 »Die Stuttgarter Journalistin Franziska Sarwey setzte sich als erste für eine Umstellung ein; und nach ihr verwirklichte sie der Vorsitzende der Schongauer-Gesellschaft, Rechtsanwalt Alfred Betz« (Sittler II, 6). Vgl. dazu Sarwey, 44.52.72f.89.109 (Anm. 49) und Chatelet II, 32. Franziska Sarwey begründet die Umstellung folgendermaßen: 1) der ästhetische Eindruck (die hellen Fenster gegen die dunkle Kreuzigungsszene); 2) Zuordnungen Antonius – Johannes der Täufer / Johannes und Maria – Sebastian durch Farbkomposition; 3) Ausgewogenheit der Komposition von Säule – Kreuz – Pfeiler; 4) Beschreibung Franz Lerse [zu Lerse s. u. Anhang (Anzeige Lerse)] und 5) Antonius steht am Beginn des Altars rechts. Sarweys Gründe zur Umstellung (unter Voraussetzung ihrer Bezugnahme auf 1. Kön 15–21: Boas – Jachin) steht und fällt mit ihrer ungeprüften Voraussetzung, daß das Altarprogramm sich von der geschlossenen Darstellung her entschlüsselt. Daß »die Umstellung ... damals auf Veranlassung der Autorin vorgenommen worden« ist (Sarwey, 52), bleibt nach Form und Gehalt nach wie vor befremdlich.

293 Zu Lerse vgl. Legin / Schäfer. Die textkritische Bearbeitung der Anzeige der Gemälde und Statuen von Lerse [s. u. Anhang (Anzeige Lerse), S. 138, Anm. 62] läßt Zweifel an der Sorgfalt seiner Beschreibung aufkommen.

294 Zülch I, 387. Zu den Standflügeln: AaO, 390; Schmid II, 129.337. Behling II, 13f; Testori / Bianconi, 90; Geissler, Der Altar, 41; Reichenauer, 84.86f.88.105. 107.196; Harnest, 251.276f; Saran II, 222.272; u. v. a. befürworten eine Umstellung. Dagegen: Heck I, 23.15.

295 Z. B. Thann 1656/57.

296 Scheja, 22. Bilddokument: Heck III, 12; Der hübsche Martin, 67; Haering, 51f.

297 Reichenauer, 105. Vgl. auch Möhle, 5; Weixlgärtner, 55.

298 Reichenauer, 88. Pinder I (6) und Möhle (4) sprechen diesbezüglich von einem ›Bogen‹, bzw. einer ›Kurve‹ (vgl. auch Fraenger, 257; Geissler, Kreuzigung, 48 und Eschweiler, 45. Hagen (II 82.95.248f) bringt den Gedanken der Ellipse bereits in Zusammenhang mit der Washingtoner Kreuzigung (›Klein-Crucifix‹), das auf ca. 1511 datiert wird (Fraenger [345] datiert auf 1502, Ruhmer I [Abb. 60] völlig unverständlich auf »gegen 1519«. Ganzseitige farbige Reproduktion bei Fraenger, Abb. 21).

299 In der jetzigen Anordnung zeigen nun die beiden Fenster auf den Standflügeln (im wahrsten Sinne des Wortes) *uneinsichtig* ins Leere.

300 Weixlgärtner, 55.

301 Vgl. dazu insgesamt Harnest.

302 Dieser Hinweis findet sich in den Aufzeichnungen des Remigius Fesch: Dokument bei Zülch I, 380; Kehl I, 41 und Josten, 35f (Fränzösisch: Reinhardt, 195); vgl. auch Haering, 60.

303 »Quelques années plus tard, ses vestiges sont la proie des flammes« (Haering, 60). 1831 malt Henri Beltz das Kloster und die bis auf die Grundmauern niedergebrannte Kirche (aaO., 65; Béguerie, 4; Original im Musée d'Unterlinden in Colmar).

304 Vgl. Haering, 70–72.

305 Vgl. Haering, 72–74 (dort auch Bilddokumente).

306 Vgl. Lecoq-Ramond / Béguerie, 11 und Hausenberg, 58f.

307 Abgedruckt in: Schmid II, 329–338 [›Anzeige der Gemähld̈e und Statuen der ehemahligen Antonier Kirche zu Isenheim im Obern Elsaß‹] und Zülch I, 386–390; s. u. Anhang (Anzeige Lerse); zu Lerse vgl. Schmid II, 105; Josten, 38; Hausenberg, 51–57, Scheja, 44.46.77; Harnest (Seidel I), 276f; Sarwey, 43f.108, 112 und Legin / Schäfer. Lerse, Goethes Straßburger Freund, »war während der Revolution Befehlshaber der Nationalgarde in Kolmar« (Hausenberg, 57) und hielt am 24. Januar 1781 in Colmar über den Altar einen Vortrag.

308 Auf der Rückseite des Schreins sind von Hagerich von Chur und Abel Stymmer die beiden »altdeutschen Verse« (Hausenberg, 31) überliefert [»(Alte Kritzeleien auf dem ehemaligen Schrein des Isenheimer Altares.)« – Schmid Noerr, 5]. Heinrich Alfred Schmid zitiert die folgenden beiden Verse im Rahmen seiner Dokumentation: »Anzeige der Gemählde und Statuen der ehemahligen Antonier Kirche zu Isenheim im Obern Elsaß, vermutlich von Franz Chr. Lerse« (zwischen 1777 und 1793) [Schmid II, 329–338]. Lerse kommentiert selbst: »Der Name Hagerich von Chur ist in der Geschichte der Kunst ganz unbekannt ... Abel Stymmer von Schaffhausen ist bekanndt sowie seine drey Brüder ... Abel aber mahlte nur auf Glas und hat vermuthlich seinen Namen blos deswegen hinter den Altar geschrieben, weil einige meisterhafte Glasgemälde dieser Kirche von seiner Arbeit sind« (aaO., 332; u. S. 125). »Schon in der 2. Hälfte des 19. Jahrhunderts sind die Worte nicht mehr auf dem Altar zu finden« (Hausenberg, 142). Merkwürdigerweise werden die Aufschriften jeweils mit kleinen Unterschieden wiedergegeben:

Hagerich aus / von Chur (1578):

Woltmann (1876), 261:
Diese Kunnst kunndt von Gottes Gunst
Wann's Gott nit gunntt so ist's umsunst
Ein jeder dis Werck Gott loben sott
Denn diese Kunst kunnt von Gott

Schmid (1911), 332:
Dise Kunst kumdt von Gottes Gunst
wanns Gott nit guntt so ists umsunst
Ein jeder dises Werck Gott loben sot
Dann diese Kunst kumt von Gott.

Josten ([2]1921 [1. Aufl. 1913]), 37:
Dise Kunnst kunndt von Gottes Gunst
Wann's Gott nit guntt so ist's umsunnst

Ein jeder dises Werck Gott loben soll
Dann dise Kunnst kunnt von Gott.

Groner (1920), 42:
Diese Kunnst kunndt von Gottes Gunst
Wanns Gott nit guntt so ist's umsunnst
Ein jeder dises Werck Gott loben soll
Dann dise Kunnst kunnt von Gott.

Schmid Noerr (1920, ²1929), 5:
Dise Kunnst von Gottes Gunst
Wanns Gott nit gunnt, so ists umsunst
Ein jeds dis Wercks Gott loben sott
Dann dise Kunnest kunnt von Gott.

Barth, Römerbrief (2. Auflage) [1921], 119:
Diese Kunst kommt von Gottes Gunst.
Wenn's Gott nicht gunnt, so ist's umsunst,
Ein Jeder dieses Werk Gottes loben sot,
Denn diese Kunst kommt von Gott.

Hausenberg (1927), 31 (aaO, 142: »Ich zitiere nach ... Schmid«):
Dise Kunst kumdt von Gottes Gunst
wanns Gott nit guntt so ists umsunst
Ein jeder dises Werck Gott loben sot
Dann diese Kunst kumt von Gott.

Zülch (1938), 379:
Dise Kunst kundt von Gottes Gunst,
Wanns Gott nit guntt, so ist's umsunst.
Ein jeder dises Werck Gott loben sot,
Dann diese Kunst kumt von Gott.

Abel(l) Stymmer:

Woltmann (1876), 261:
Wie wohl d'Kunst Gaaben Gottes sindt
Ist Unverstandt jer größter Feindt
Darumb wer solche nit verstät
Allhier nichts zu urtheilen het.

Schmid (1911), 332:
Wiewohl d'Kunst Gaaben Gottes sindt
ist Unverstandt jer gröster Feindt
Darumb wer solche nit verstät
allhie nichts zu urtheilen hat.

Josten ([2]1921 [1. Aufl. 1913]), 37:
Wie wohl d' Kunst Gaaben Gottes sindt
Ist Unverstand jer größter Feindt
Darumb wer solche nicht verstaet
Allhie nichts zu urteilen hat.

Groner (1920), 41:
Wiewohl d'Kunst Gaaben Gottes seindt
Ist Unverstand ier groester Feindt
Darumb wer solche nicht verstaet
Allhie nichts zu urteilen het.

Schmid Noerr (1920, [2]1929), 5:
Wie wohl d'Kunst Gaben Gottes seindt
Ist Unverstand ier größter Feindt
Darumb wer solches nicht verstaet
Allhie nichts zu urtheilen het.

Hausenberg (1927), 32 (aaO, 142: »Ich zitiere nach ... Schmid«):
Wiewohl d'Kunst Gaaben Gottes sindt
ist Unverstandt jer gröster Feindt
Darumb wer solche nit verstät
allhie nichts zu urtheilen hat.

Zülch (1938), 379:
Wiewohl d'Kunst Gaben Gottes seindt
Ist Unverstandt jer größter Feindt.
Darumb wer solche nit verstat
Allhie nichts zu urtheilen hat.

309 Geissler, Der Altar, 43. »Zwei Wagenladungen sollen zum Verkaufe über die Vogesen geführt worden sein« (Kübler, 20).

310 Lecoq-Ramond / Béguerie, 78 und Le retable d'Issenheim ..., 9 (Bilddokument: Les deux porteurs d'offrandes).

311 Die Eröffnung des Museums erfolgte 1853 unter dem Kuratel der Schongauer-Gesellschaft. Seit 1841 hatte sich bereits Louis Hugot, der Begründer der Schongauer-Gesellschaft (1847), der Verwaltung der angesammelten Schätze angenommen.

312 Zu den Dominikanerinnen vgl. Huysmans I, 59f.

313 Bei Walter, 8: »En novembre 1917« (bei Testori / Bianconi [11] irrtümlich »1920«); Hagen (II, 240): 1919. Der Altar war ab Herbst 1918 ausgestellt.

314 Testori / Bianconi, 90. Als eine der zahllosen Stimmen deutscher Kunstwissenschaftler vgl. Graul, 29: »Als der Isenheimer Altar während des Weltkrieges in die pflegliche Obhut der Münchner Pinakothek gegeben wurde, da waren es nicht allein Kriegsteilnehmer, die zutiefst von dem gewaltigen Werk ergriffen wurden, sondern ganz Deutschland hatte einen seiner größten Künstler wiedergefunden!« Graul schreibt dies Mitte der dreißiger Jahre (als der Altar längst wieder in Colmar ausgestellt wurde)

angesichts eines erneuten Anwachsens einer »urtümlich deutsche(n) Kraft« (aaO.). Zülch (I, 1) datierte das Vorwort seines Grünewald-Werkes immerhin auf den 20. April 1938, den Geburtstag Adolf Hitlers. Vgl. auch Hausenstein, 108f und Hausenberg, 100–103; weitere Belegstellen nationaler Erhebung bei Marquard I, 21f.112 (dort Anm. 77 und 78).

315 Josten, 40; Groner (5), ebenso Zeitzeuge, spricht von »der drohenden Fliegergefahr« (wie später dann Scheja, 5).

316 Walter, 8. Im Zusammenhang nach einer Übersetzung von Jean-Christophe Steiner (Bensheim): Seither »befinden sich die Gemälde im Chor der alten Kirche im Unterlindenmuseum. Sie hätten kein würdigeres Asyl finden können als die bergenden Mauern des alten Dominikanerstiftes – einer der berühmtesten Plätze mystischer Tradition des mittelalterlichen Elsaß. Nachdem dieses Wunderwerk so häufig begierlichen Besitzansprüchen trotzen konnte, hoffte man, daß es zusammen mit den in seinen Mauern befindlichen Meisterwerken seine Ruhe in einem beschaulichen Frieden finden würde. *Weit gefehlt! Mußte doch der erste Weltkrieg über das Land hereinbrechen, der den deutschen Besatzern in ihrer unersättlichen Besitzgier die Idee eingab, das Museum in Colmar seiner unschätzbaren Schmuckstücke zu berauben* (Hervorhebung und kursiv R. M.). Im November 1917 ließ der Bürgermeister von Colmar, Dieffenbach, sie unter dem Vorwand, sie der Gefahr des Bombardements zu entziehen, nach München überstellen. Und dort, in der alten Pinakothek, am Isarufer, defilierten täglich wahre Prozessionen von Bewunderern an den Werken vorbei, um – wie sie sagten – ›ihren Grünewald‹ zu studieren. Seien wir gerecht: in München bekam unser Meister nie gehörte Hommage und fast devotionale Bewunderung.«

317 Vgl. Hausenberg, 103; Bilddokument der damaligen Aufstellung im Unterlinden-Museum in: Béguerie, 8: »Das zerlegte Retabel im Museum Unterlinden, von 1902–1922.« Vgl. auch Josten, 22 (Abb. 19). Vgl. Bernhart, Erinnerungen, 865: Dort wird als Datum der 27. September 1919 genannt.

318 »Dabei konnte Fernand Heitz, der den Transport begleitete, nur durch rasches Eingreifen die Zerstörung der Gemälde bei einem Brand des Wagens verhindern« (Kübler, 20; vgl. auch Sarwey, 44).

319 Kübler, 20.

320 Béguerie, 7. Kübler (20) nennt ein späteres Datum: »Am Vorabend des 14. Juli 1945 durften die Colmarer die heimgekehrten Gemälde in Unterlinden wieder begrüßen.«

321 Vgl. Le retable d'Issenheim ..., 6 (»Présentation actuelle du retable d'Issenheim, vue depuis la tribune de la chapelle«).

322 Fraenger, 46: »Links unten kauert in der Ecke eine entsetzliche Figur, der wahre Insasse des Isenheimer Hospitals.« Vgl. zum folgenden auch: Marquard I, 105–107.

323 Vgl. Bock, 101f. Die Charakterisierung der Gestalten des Versuchungsbildes ist durch die Schilderung Bocks nachhaltig geprägt worden.

324 Schmid II, 185; vgl. aber seine Untertitelung aaO., 184.

325 AaO., 180f.

326 Schubring, 8.

327 Josten, 62.

328 Hausenstein, 45.

329 Groner, 11. Vgl. auch 1919 Friedländer, 3.

330 Mayer, 32.
331 Schmid Noerr, 139f.
332 Niemeyer, 10.
333 Hagen II, 181f. Gleichlautend auch 1924 Günther II, 46f.
334 Zülch II, 40 und III, 42.
335 Feurstein, 35.62 und aaO., Abb. 38.
336 Knapp, 31.
337 Pinder, 11.
338 Eschweiler, 70f.
339 Möhle, 6f.
340 Hegemann, 18.
341 Weixlgärtner, 55.74.76.80; im Anschluß an Weißlgärtner auch: Baur (1983 und 1988), 18.
342 Scheja, 30.58 (Abb. 18).
343 AaO., 30. Vgl. auch Saran II, 236; Sittler I, 21f.32.
344 Behling II, 67.
345 Max Seidels vorzüglicher Kunstband des Jahres 1973 wurde 1983 und 1990 jeweils mit bescheidenerem Bildteil und verändertem Textteil neu aufgelegt.
346 Geissler, Versuchung, 178; vgl. auch Boos (1985), 18: »Der einzige, der noch als Mensch erscheinen könnte, entpuppt sich als unmenschliches, froschartiges Wesen.«
347 Vgl. Anm. 4.384.
348 Hayum II, 29 (aaO. gebraucht sie sogar den Begriff »monster«).
349 Schmid II, 182f.
350 Schon 1908 hatte Hans Koegler einen Zusammenhang zum Holzschnitt von Hans Baldung Grien hergestellt (aaO., 58). In dieser ikonographischen Engführung folgten in ihren Auslegungen u. a. Josten, 41; Groner, 11; Knapp, 30; Möhle, 6f und aus jüngerer Zeit Geissler, Versuchung, 179f, Spath I, 74.127 und Hartmann, 101f. Schon Fraenger [287f] und Zülch [I, 208; II, 41] und dann Weixlgärtner [76] und heute Heck [I, 54] und Béguerie [30] haben vor dieser interpretatorischen Engführung gewarnt; dagegen ist eine Nähe zu Martin Schongauers Kupferstich ›Heiligen Antonius von Dämonen gepeinigt‹ [Antonius wird von 9 Dämonen »aus der Luft angegriffen«; vgl. Der hübsche Martin, 268f] unverkennbar (Schubring, 8; Josten, 4.14; Friedländer, 3; Knapp, 30; Zülch I, 202; Weixlgärtner, 76; Scheja, 27f und Abb. 29) – wie auch Anknüpfungen an die Vorstellungswelt Hieronymus Boschs nicht ausgeschlossen sind (Bock, 102, Mayer, 32; Huysmans, 35; Friedländer, 3; Günther II, 44; Knapp, 30; Zülch III, 11; Möhle, 6; Weixlgärtner, 76; Scheja, 30; Sittler I, 21f; Bauer, 76–78; Geissler, Versuchung, 178; Heck I, 51.54).
351 Möhle, 6f.
352 Bauer, 76.
353 Niemeyer (10f) muß (in der Meinung, daß sich auf diesem Flügel um Antonius herum eine »Gespenstergesellschaft« versammelt hat) deshalb annehmen, daß dieser Zettel »nachträglich« (um die »in ihrer Deutlichkeit gewagte und befremdende Sachlichkeit Grünewalds im kirchlichen Sinn richtigzustellen«) hinzugefügt worden ist. Zülch (III, 11) fragt: »Hatte Guersi dem Maler das Zitat so neben die Arbeit gesteckt, und der malt es als Stilleben in den lauten Spektakel?« Den Begriff des ›Spektakels‹ übernimmt

dann Weixlgärtner (75), freilich ohne Bezugnahme auf den Urheber ... Vorsichtiger merkte bereits 1904 Bock an: »Vielleicht dürfen wir in dieser Figur wie in der Inschrift ... eine persönliche Anspielung sehen« (Bock, 171 [dort Anm. 100]); vgl. auch Schmid II, 175.

354 »Das Zitat aus dem bei Kohberger 1478 in Nürnberg gedruckten Legendenschatz lautet in vollem Wortlaut: ›*Ubi eras bone Jhesu ubi eras? Quare (a principio) non affuisti (hic) ut (me adjuvares et) vulnera mea sanares?*‹ Demnach ließ Grünewald in den Faltungen des Zettels ein ›anfangs‹ (a principio) und das Moment der ›Hilfeleistung‹ (hic ... me adjuvares) verschwinden und beschränkte sich auf die ›Wundheilung‹ (ut sanares vulnera mea)« (Saran II, 236; vgl. bereits Schmid II, 176). Gewiß geht die Bedeutung dieses Zettels im Rahmen der theologischen Programmatik des Altars über die Ordenslegende (und also die Versuchung des Antonius) hinaus (vgl. auch Testori / Bianconi, 8).

355 Die entsprechende Passage ist abgedruckt in: Huysmans I, 63–66, Josten, 81–85; Ruhmer I, 5–7.

356 Vgl. Schulze, 8f.

357 Huysmans, 65. Berger (74) spricht mit Bezug auf die Kreuzigungsszene von der Wiedergabe der »*empfundenen* Anatomie des Schmerzes«.

358 Schulze, 37.

359 AaO., 39.

360 Zitiert nach Béguerie, 38; vgl. auch Mayer, 86; Hagen II, 225. Auch der Titel seines 1876 erschienenen Buches ist zumindest mißverständlich: ›Geschichte der deutschen Kunst im Elsass‹. Zu Woltmann vgl. auch Hausenberg, 72f.

361 Hagen I, 10.

362 Unter der Diktatur Adolf Hitlers hat sich dieser Versuch, den Altar für eigene Zwecke und also das eigene Land zu reklamieren, wiederholt. Wilhelm Pinder (12) schließt seine Bildbetrachtung zum Altar: »Wir dürfen aber auch, mit Dank und Stolz, nunmehr sagen, daß der Besitz dieses Werkes nicht mehr nur geistiger Art ist. Das siegreiche Jahr 1940 hat den Isenheimer Altar auch als körperliche Wirklichkeit uns wiedergebracht, zusammen mit dem herrlichen deutschen Lande, in dem er erstanden ist. Er ist nun wieder in den Händen des Volkes, aus dessen geschichtlicher Wesenheit er – immer auch ein größtes Werk abendländischer Kunst überhaupt – sich doch zuerst und zuletzt nur erklären kann.«

363 Schulze, 38.

364 Max Beckmann in einem Brief vom 8. Juni 1915 (zitiert nach Schulze, S. 39). Wilhelm Hausenstein beschreibt die Ausstellung des Altars in der Münchener Pinakothek als Zeitzeuge: »Die Straßen waren trüb. Der Anstrich der Häuser war grau. Alles schien Asche. Die Kleider der Leute waren Säcke. Ein Volk ist arm geworden. Aber inmitten der schäbigen Stumpfheit der Dinge und Gesichter blieb eine Zuflucht. Nicht eine Kirche. Nur das vom geklärten Genius Klenzes erbaute Museum: Dort brennt der rote Mantel des Jüngers Johannes ... In befreiendem Abstand von ekelhaften Trambahnen der Kriegszeit war dort oben der Altar aufgestellt ...« (109).

365 Jakob Eschweiler erinnert sich in seinem Grünewald-Buch (83) an die Wirkung der Ausstellung des Altars in München: »Wer es nicht selbst erlebte, wird sich schwerlich heute davon ein Bild machen können, wie gewaltig der Eindruck auf die hinpilgernden, nach Tausenden zählenden

Besucher war. Mitten aus einem kaum gestörten, gesättigten Wohlleben, das sie über alles Widrige einfach hinwegzutäuschen beliebte, waren sie von der unversehens hereinbrechenden Not und dem Leid des Krieges an den Rand eines Abgrundes geschleudert worden, dessen leibhaftige Existenz in Vergessenheit geraten war. Betäubt und ratlos, von allen früheren Sicherungen entblößt, suchten sie einen Halt und festen Standpunkt, der vor dem völligen Versinken retten könne.« Vgl. auch Fraenger, 101; Hausenstein, 108f.

366 Eine textkritische Ausgabe zu Huysmans Grünewald-Werk ist 1988 erschienen: Joris-Karl Huysmans, LES GRÜNEWALD DU MUSÉE DE COLMAR. Des Primitifs au Retable d'Issenheim, Édition critique par Pierre Brunel, André Guyaux et Christian Heck. Zur Bedeutung Huysmans vgl. auch Schulze, 8–15.23. Vgl. schon Schmid II, 231 und III, 137; Josten, S. 76.78; Walter, 5; Hausenstein, 73–76; Niemeyer, 1; Hagen II, 78; Zülch III, 1; Pinder II, 261; Kübler, 20; Ruhmer I, 5–25; Weixlgärtner, 139; Scheja, 5; Bodoni / De Poli, 30–32.43.80.103.118f; Sayn-Wittgenstein, 127.135–137; Lücking I, 16f; Christian Müller, 13; Lecoq-Ramond / Béguerie, 7; Knappe, 283; Hayum II, 128–139.

367 Huysmans I, 38–41. Im folgenden äußert sich Huysmans zum Krankheitsbild (41–43). Dieser Auffassung hat sich die französische Linie der Grünewald-Forschung angeschlossen: Béguerie, 5.30; Brumter, 25; Heck I, 51; Lecoq-Ramond / Béguerie, 78 (eine Ausnahme bildet Sittler I, 21). Vgl. auch: Bauch, 2; Fraenger, 46; Testori, 8 (einschränkend: Bianconi, aaO., 93); Sarwey, 63.97; Bodoni / De Poli, 109; Reichenauer, 181f; Bauer, 78; Hayum I, 81 und Hartmann, 104–107.

368 Bauer, 115; vgl. auch aaO., 5; vgl. auch Römpp, 1218f.

369 Z. B. Bauer, 50; vgl. auch aaO., 40.42.45f.49.

370 Fraenger, 47; vgl. auch Schmid II, 183.

371 Die folgenden (vagen) Vermutungen und Fragen zur etwaigen Bedeutung des pharmakologischen Aspekts von Ergotamin für Grünewalds Versuchungsbild erwuchsen aus einem Gespräch mit Dr. Dipl. Chem. Holger Andreas, Bensheim-Auerbach.

372 Albert Hofmann im Geleitwort zu Bauer, 5; vgl. auch Römpp, 1218.

373 Hartmann (101) erinnert im Rahmen ihrer Interpretation des Versuchungsbildes an das Engelskonzert der Ersten Öffnung: »Der grüne Engel hat Pfaufedern auf dem Kopf, vergleichbar den Halluzinationen, denen die armen Mutterkornvergifteten oft unterworfen sind.«

374 »Die mageren Mischgeschöpfe des Holländers sind geistreich erdacht, während in des Deutschen Phantasie Beängstigungen verworrener Träume sich zum Bilde geformt haben. Traumbeängstigungen eines Mannes, der überwach und überscharf, was da kreucht und fleucht, beobachtet hat« (Friedländer, 3); vgl. auch Hausenstein, 57.61; positiver im Vergleich Bosch-Grünewald: Testori / Bianconi, 5f.

375 Der Entdecker des LSD, A. Hofmann (Sandoz AG), unternahm 1943 einen Selbstversuch, den er wie folgt beschreibt: »Mit geschlossenen Augen erlebte ich phantastische Bilder von außergewöhnlicher Art und ganz intensiver Farbigkeit, die sich auf mich zu bewegten« (Chemie in unserer Zeit, 4[1970], 153–158).

376 Hausenstein hatte bereits 1919 notiert: »Jeder Platz ist von schauerlichen Halluzinationen erfüllt« (44).

377 Detailvergrößerung bei z. B. Fraenger, 143.
378 Hinz, 133. Vgl. auch dazu Boockmann, 200–204 (mit entsprechenden Darstellungen).
379 Vgl. z. B. Bernhart, 8f; von Einem, 23f; Geissler, Geburt, 103; Scheja, 51; Reichenauer, 153–157.
380 Hinz, 133; vgl. auch Hartmann, 78. Zum Anspruch damaliger Krankenpflege und den Gesundheitsregeln vgl. Ohlmeyer.
381 Vgl. Lecoq-Ramond / Béguerie, 46; Der hübsche Martin ..., 67. Auch Hieronymus (2Ö, rechte Skulptur des Altarschreines) hält in seiner linken Hand ein solches Beutelbuch.
382 So auch Reichenauer, 182 (oder zumindest als Brevier, so Béguerie, 30).
383 Vgl. jeweils Seidel I, 255, II, 62; III, 65. Marquard I, 152.
384 So äußert sich auch Andrée Hayum (II, 29f). Unverständlicherweise jedoch problematisiert sie bei ihren verdienstvollen Erhebungen über »Meaning and Function« (aaO., 13) des Hospital-Kontextes nicht die gängige Deutung des Kranken als Dämon: »Pain is essentially a private experience that isolates its victim from his surroundings. In the open state of the Isenheim Altarpiece Grünewald urges the viewer's confrontation with this immediate reality, and he presents a circumscribed possibility for its alleviation. It should be noticed, for example, that the grafic representation of the diseased state in the form of a demon appears along the bottom frame, which would have been at the viewer's sense of identification and provokes mixed emotions of fear and pity. This monster is both gruesome and helpless. Like the Christ Child's posture in the middle state of the altarpiece, his head falls back in need of support. In his face, deformity and pathos combine. Furthermore, Grünewald brings death and judgment awareness by means of vernacular references within the grasp of every viewer.« Indem Hayum Grünewald unterstellt, er bringe hier vorrangig Tod und Gericht zum Bewußtsein, beläßt sie Grünewald entschieden in einer vorreformatorischen Sichtweise. Auf diesem Hintergrund ist ihre Ausdeutung des Kranken als »demon« und »monster« wohl verständlich, aber hinsichtlich der Verwurzelung Grünewalds im reformatorischen Gedankengut einer soteriologisch verstandenen Christologie unzulänglich (vgl. o. S. 3f).
385 Analog den Pflegenden, die sich in die Erste Öffnung unmittelbar über Bett, Schaff und Gefäß in das Altarbild hineinsehen.
386 Seidel I, 107.132.
387 Mayer, 30.
388 Engel »sind das Zeichen, daß Gott von oben her auf der Erde handelt« (Barth III, 166); vgl. auch Barth II, 426–623 (bes. 504.569).
389 Reichenauer vermutet auf dem Gefäß »eine kabbalistisch verschlüsselte Botschaft« (156): Sie »ist auf das Empyreum bezogen, – ein Gefäß, das geöffnet ist für das Einströmen der von Gottvater ausgehenden Gnade« (155). Welche Auslegungskünste müssen unternommen werden, um sich nicht der Vorstellung ausgeliefert sehen zu müssen, daß der Gestank der Notdurft mehr mit dem Geheimnis der Menschwerdung zu tun hat, als eine von diesem Gefäß her gedeutete (ästhetisch gewiß reizvollere) »mystische Verbindung von Christus und seiner Kirche« (Reichenauer, 158; vgl. bereits Schmid Noerr, 88f. sowie später Sarwey, 59.74.94)? Auch Hayum (II, 42) geht diesbezüglich der Vorstellung eines solchen Gestankes aus dem Weg, indem sie der Ornamentik

eine magisch-okkulte Symbolik unterstellt: »The use of this letter is all the more pointed in conjunction with the Ayin, which is both the first letter and the first word in Hebrew for the evil eye, *Ayin Hora*.« Vgl. auch Mellinkoff, die auf dem Nachttopf ebenso »Hebrew letters« zu erkennen sich in der Lage sieht (IX.62–67): »Thus, the chamber pot in Grünewald's painting can be seen as a symbol of the historical corruption and passing of the Old Law and the permanent defilment of unbelieving Jews, ancient an contemporary. Polluted forever, the Jews could no longer represent the Old Hebrew Law; it had been taken over an transformed by Christ to be preserved by, an reserved for, Christians who accepted baptism, the sacrament that initiated them into the Christian faith, symbolized here by the bathtub« (aaO., 67). Eine völlig mißglückte und geradezu peinliche Auslegung hinsichtlich eines verantwortlichen Umgangs mit der Verhältnisbestimmung von Altem und Neuem Testament in der Kunst des Mathias Grünewald!

390 Bonhoeffer, 394. Indem Grünewald in seinen Kreuzigungsdarstellungen das Leiden und den Tod in seine Gottesvorstellung einzeichnet, widersetzt er sich der mittelalterlichen Todesvorstellung, die den Tod selbst als Grauen und Ekel versteht (im Sinne der potentiellen Todbringer Pest, Syphilis und Ignis Sacer) und den Menschen regelrecht in seiner Sozialisation entwurzelt und isoliert: »Die Pest schafft Einzelwesen, Individuen, ohne ihnen doch Einzigartigkeit zu verleihen« (Gronemeyer, 11). Grünewalds Kunst belastet ästhetisch Gott selbst mit Grauen und Ekel, um den Menschen ethisch zu entlasten. Nicht der Lohn- und Gerichtsgedanke steht theologisch (und ikonographisch) im Vordergrund, sondern der Versöhnungsgedanke. Grünewald ist insofern bereits ein Repräsentant der Neuzeit: der Tod ist nicht länger ein »heilsgeschichtliches Ereignis« (aaO., 15). Der Glaube schafft sich keinen irrationalen Ersatz mehr, sondern hilft, verantwortlich zu leben.

391 Berger, 74.

392 Fraenger, Abb. 86.

393 AaO., Abb. 87 und 88.

394 Reichenauer, 51.

395 Fraenger, Abb. 49.

396 1945 – nach dem Zusammenbruch Deutschlands und einem ersten Besuch in Deutschland – äußert sich der Theologe Karl Barth dementsprechend in einem Gespräch: »Es ist bezeichnend, daß an den von mir besuchten Tagungen von den Theologen viel von Dämonen gesprochen wurde. ›Wir haben dem Satan in die Augen geblickt‹. Solche Sätze wurden fast mit Enthusiasmus ausgesprochen ... Ich hörte mir das eine Zeit lang an. Schließlich konnte ich nicht mehr schweigen. ›Seid ihr damit nicht im Begriff, in ein magisches Weltbild hineinzurutschen?‹ fragte ich meine Freunde. ›Warum redet ihr immer nur von Dämonen? Warum sagt ihr nicht konkret: wir sind politisch Narren gewesen? Erlaubt bitte eurem schweizerischen Kollegen, euch zu einem *rationaleren* Denken zu ermahnen‹« (zitiert nach Eberhard Busch, 341). »Die christliche Aufgabe ist viel eher, die Dämonen zu ›entmythologisieren‹, als deren weitere aufzuspüren. Man muß diesen phantastischen Begriff auf seinen ernsthaften Kern reduzieren« (Barth III, 166; vgl. auch II, 611).

397 Zitiert nach Henning Luther, 28.

Anhang

Grafik 1: Lokaltradition Grün / Grünewald (R. M.)

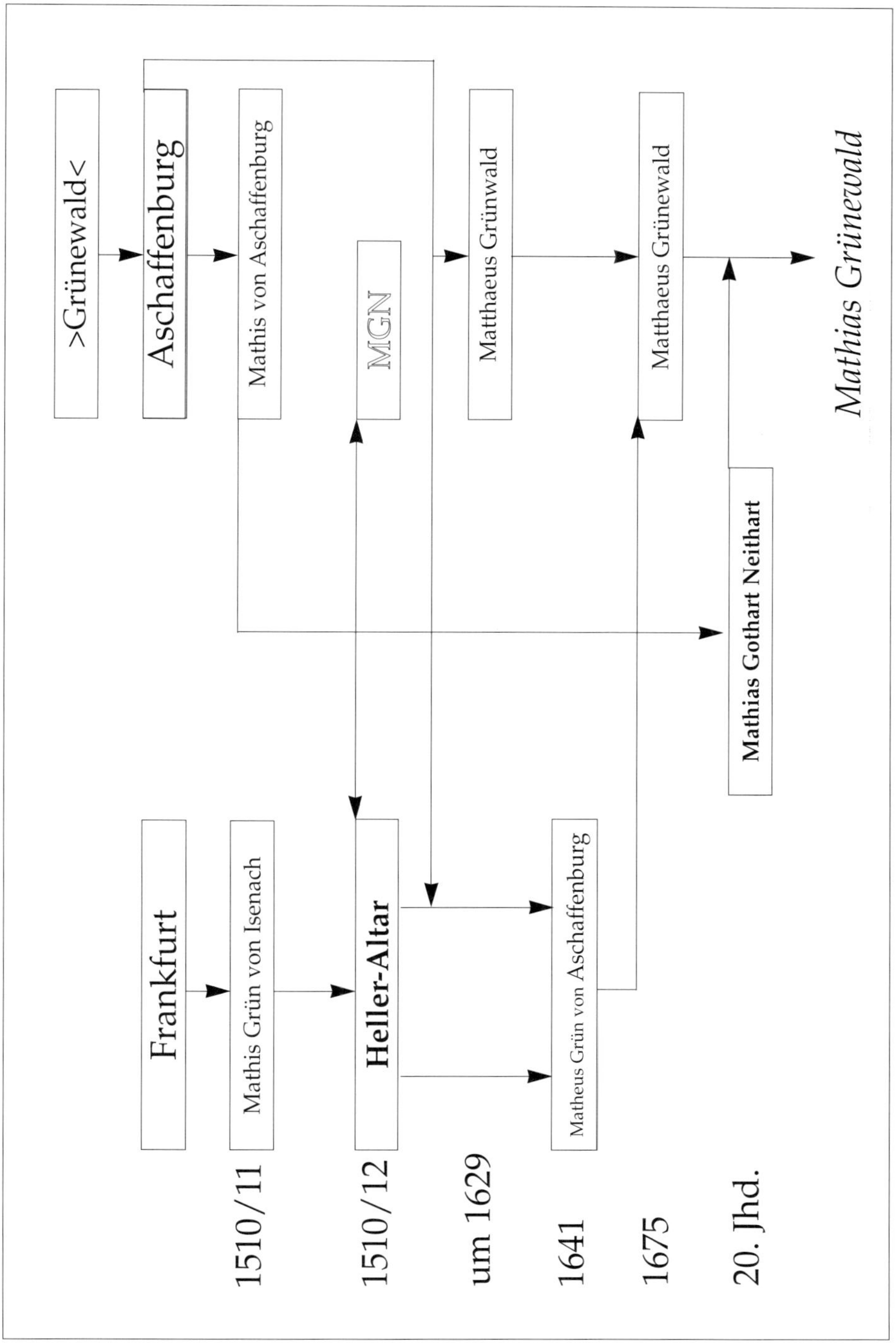

Grafik 2: Wandlungen des Isenheimer Altars (R.M.)

DIE ZWEITE ÖFFNUNG

1. Antonius mit Augustinus und Hieronymus
2. Christus und die 12 Apostel
3. Versuchung des Antonius
13. Antonius und Paulus

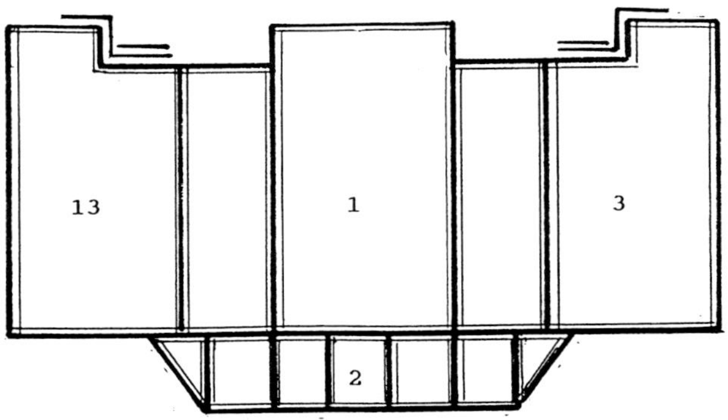

DIE ERSTE ÖFFNUNG

4. Menschwerdung (Weihnachtsbild)
5. Auferstehung
6. Grablegung
12. Engelskonzert
11. Verkündigung

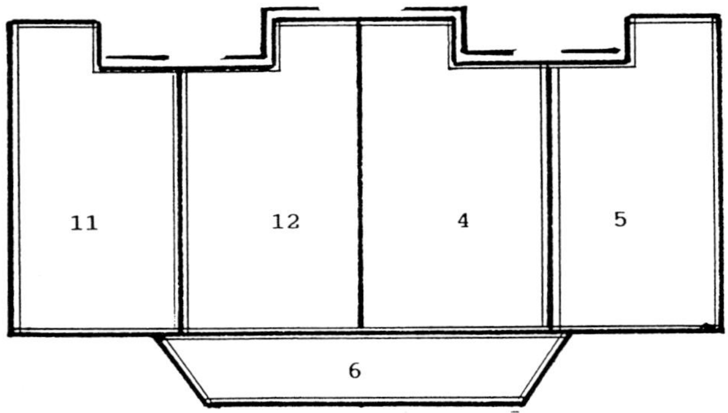

DER GESCHLOSSENE ALTAR

6. Grablegung
7. Kreuzigung
8. Sebastian
9. Antonius
10. Maria, Jünger Johannes und Maria Magdalena

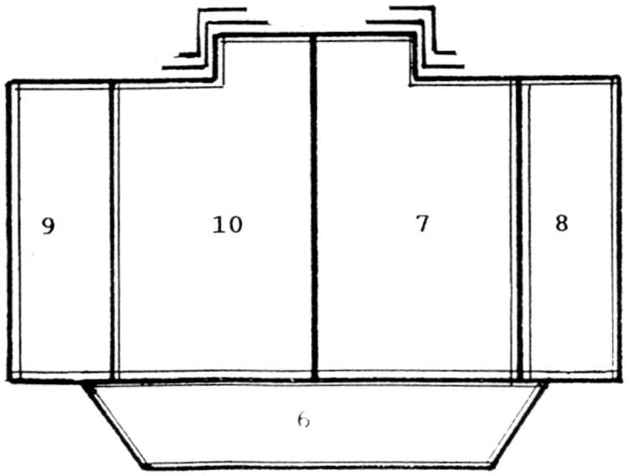

Grafik 3: Bildfolge Isenheimer Altar (R.M.)

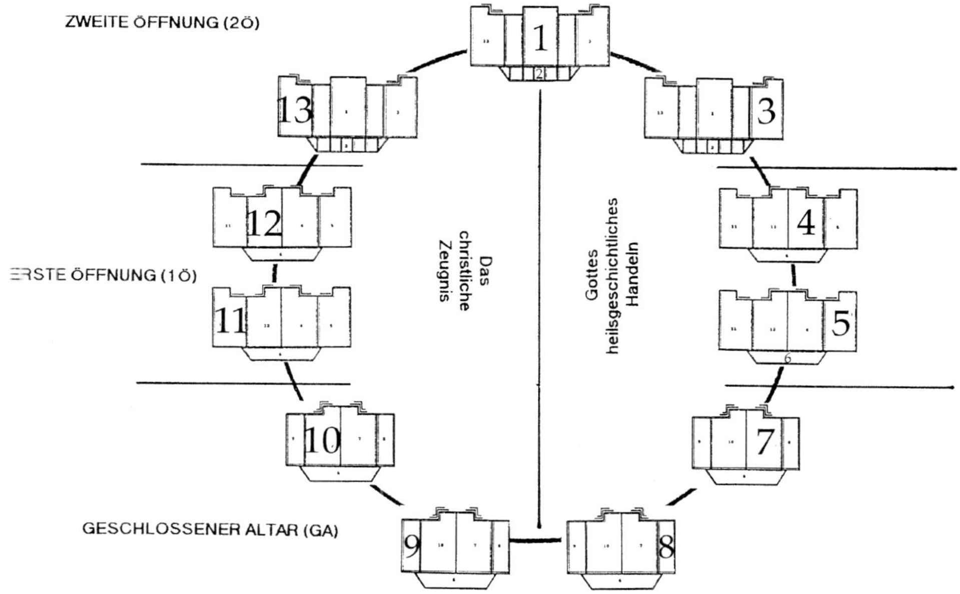

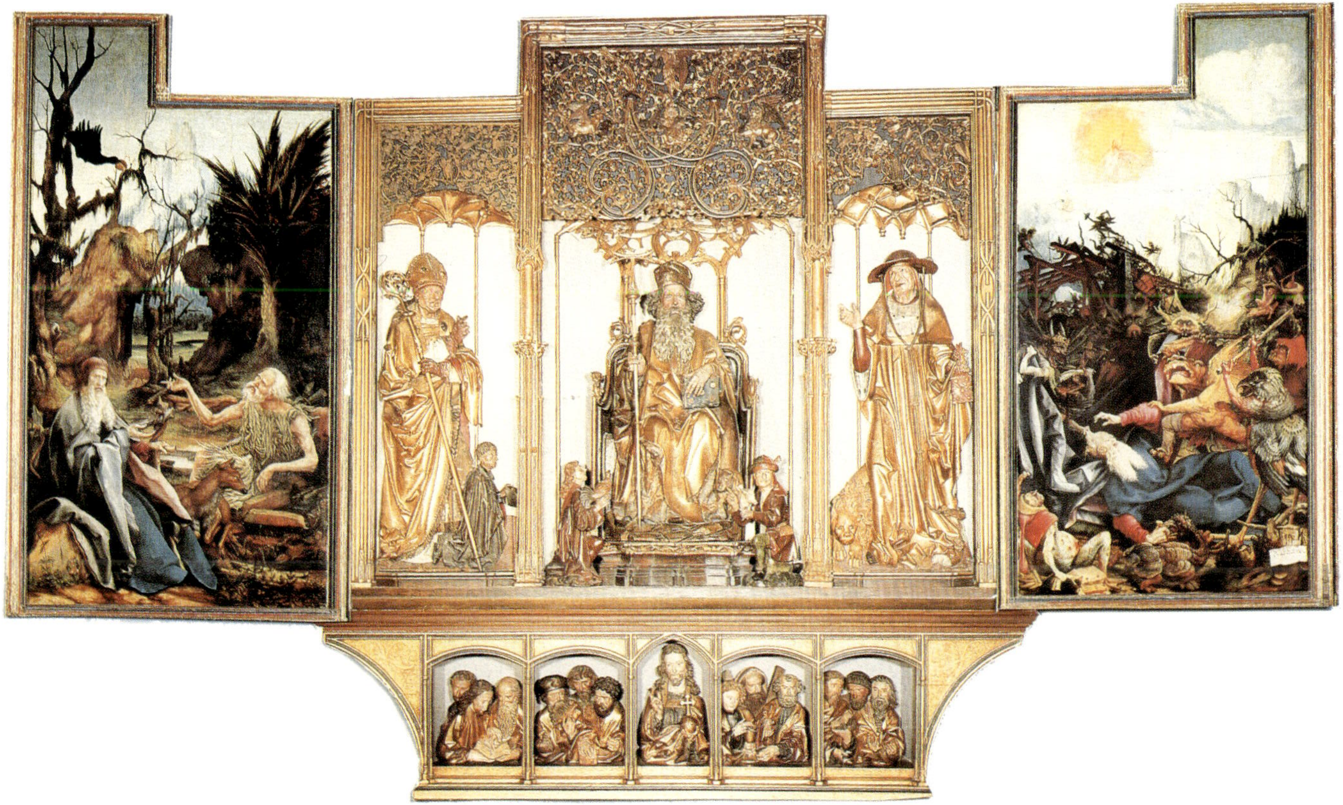

Tafel 1 Der Isenheimer Altar – 2Ö – Antonius und Paulus – Skulpturen – Versuchung (Foto: O. Zimmermann)

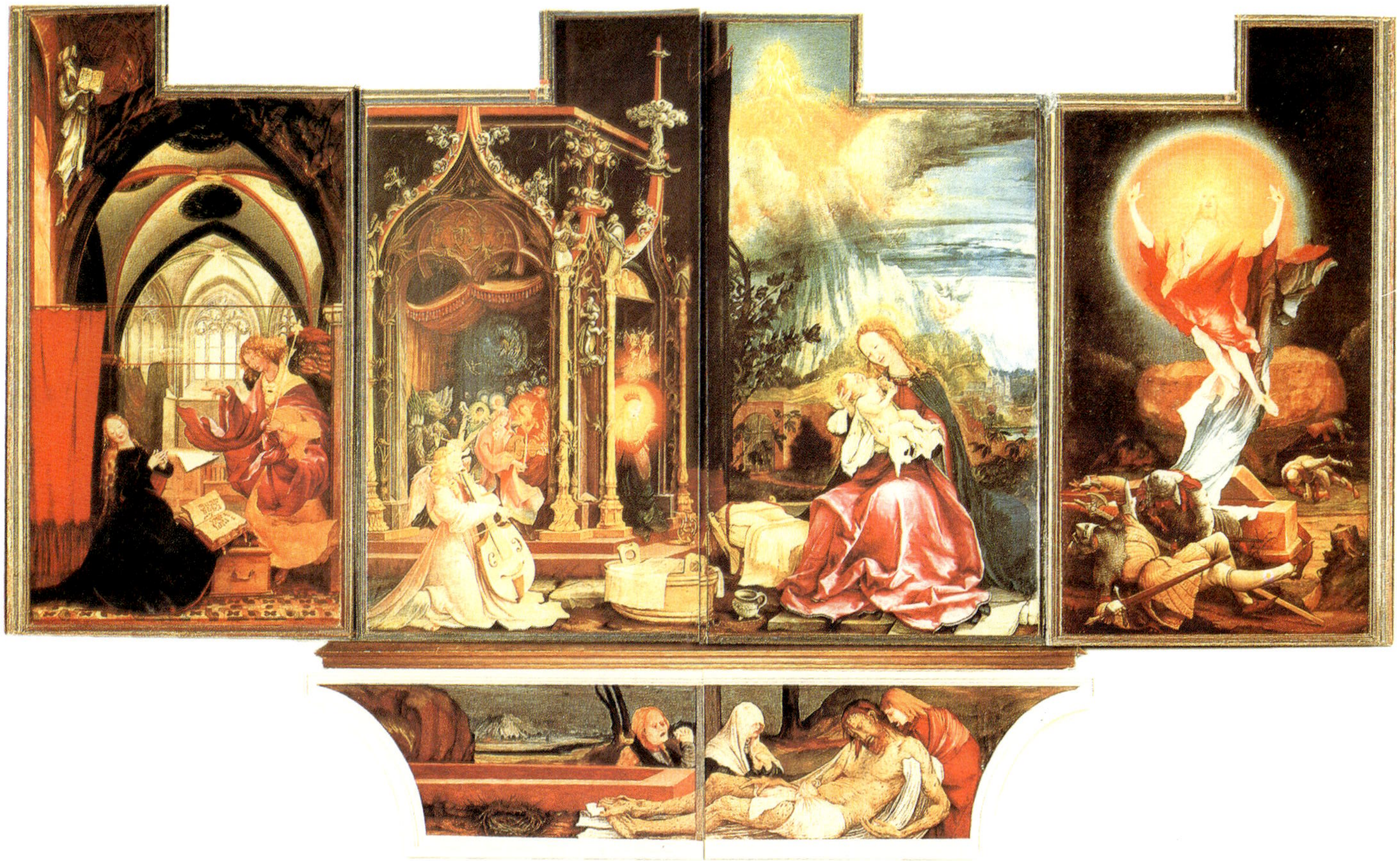

Tafel 2 Der Isenheimer Altar – 1Ö – Verkündigung – Engelskonzert und Menschwerdung – Auferstehung (Foto: O. Zimmermann)

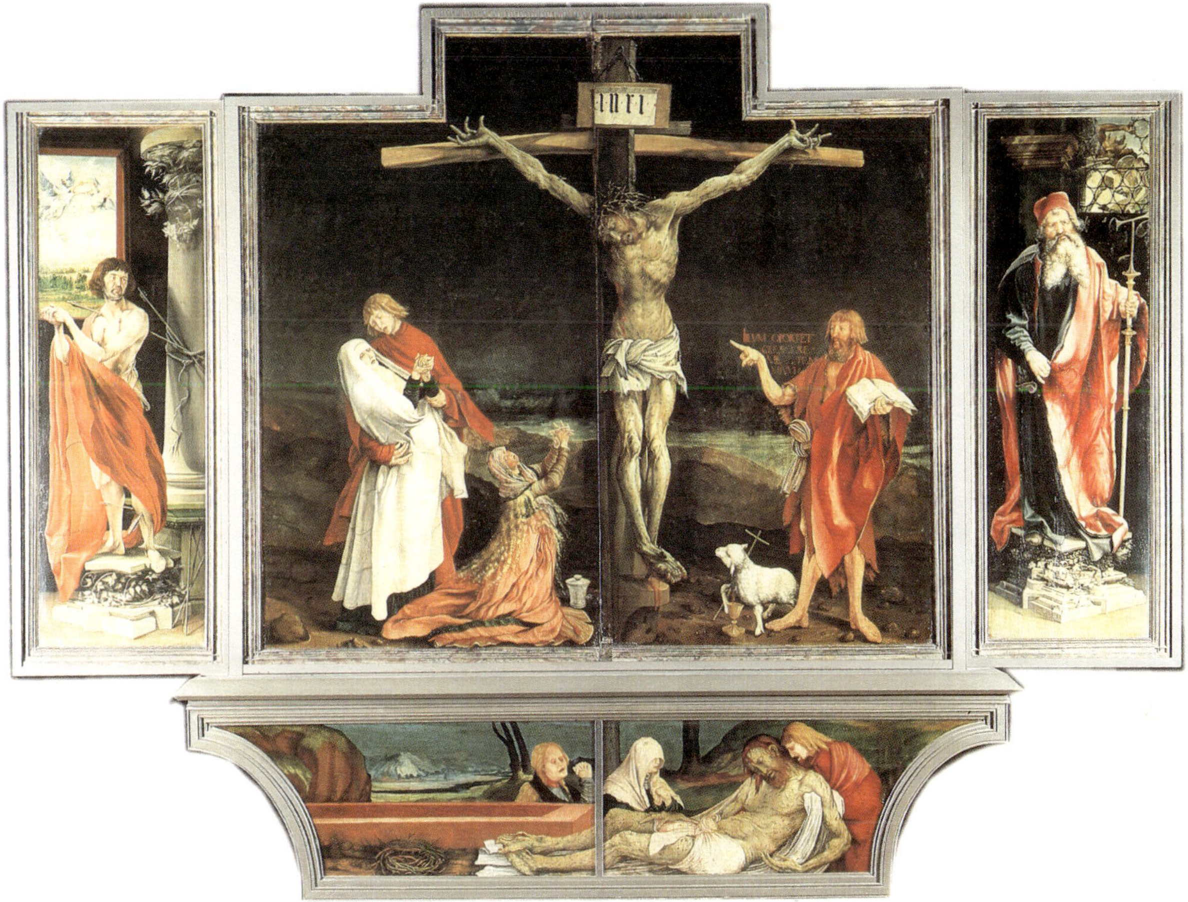

Tafel 3 Der Isenheimer Altar – GA – Sebastian – Kreuzigung – Antonius (Foto: O. Zimmermann)

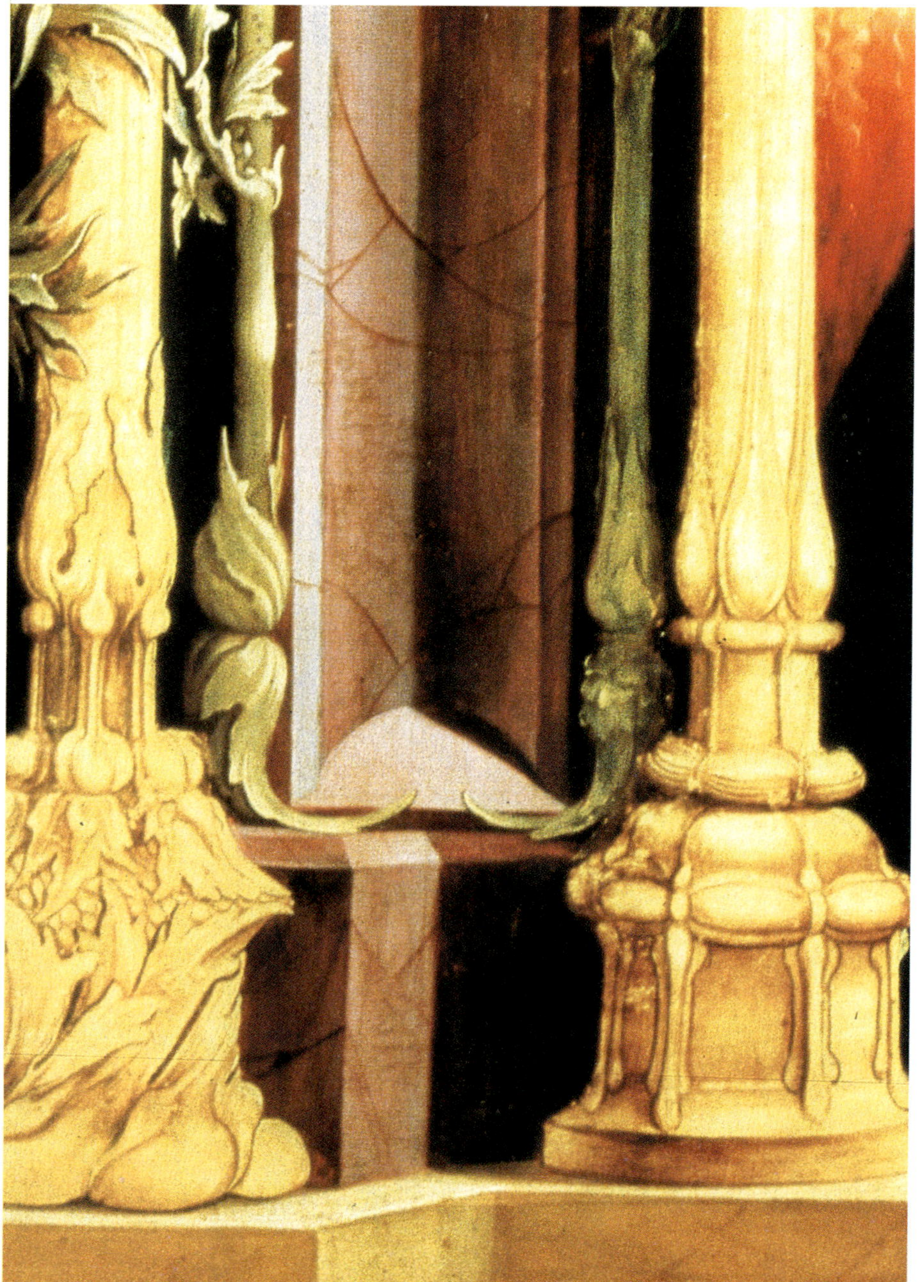

Tafel 4 Isenheimer Altar – 1Ö – Engelskonzert – Detail: Portrait eines Mannes [Mathias Grünewald ?] (Foto: O. Zimmermann)

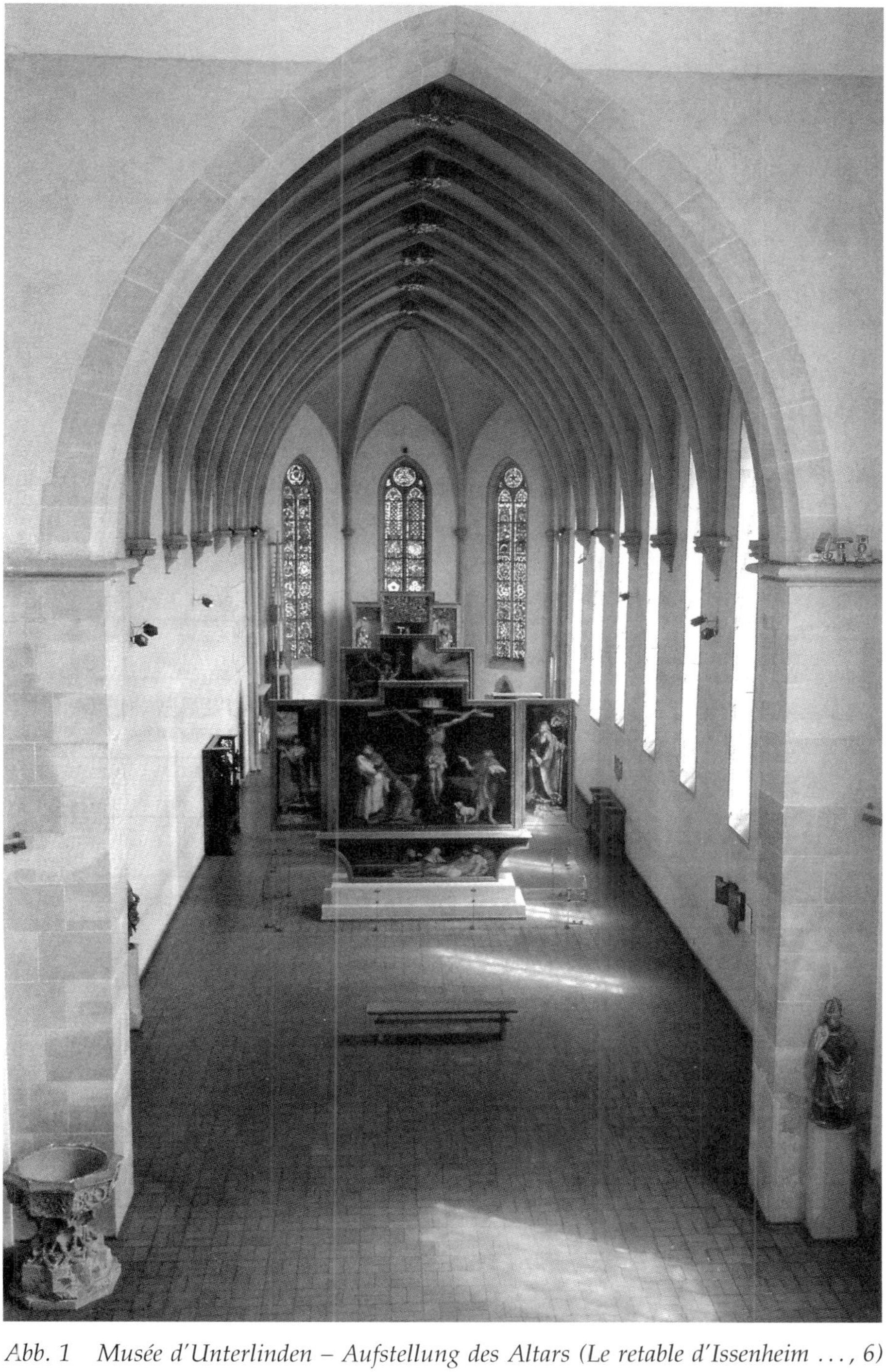

Abb. 1 Musée d'Unterlinden – Aufstellung des Altars (Le retable d'Issenheim ..., 6)

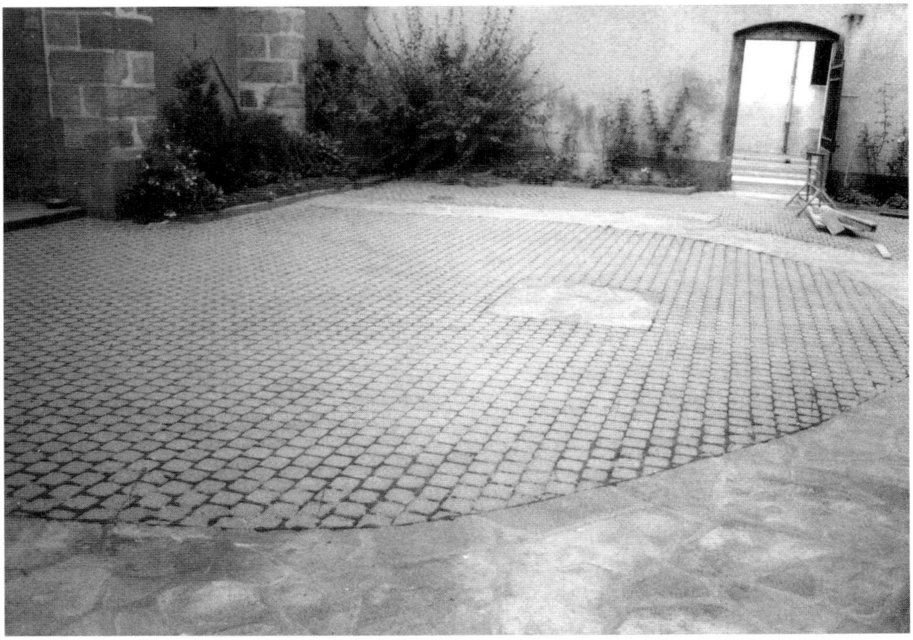

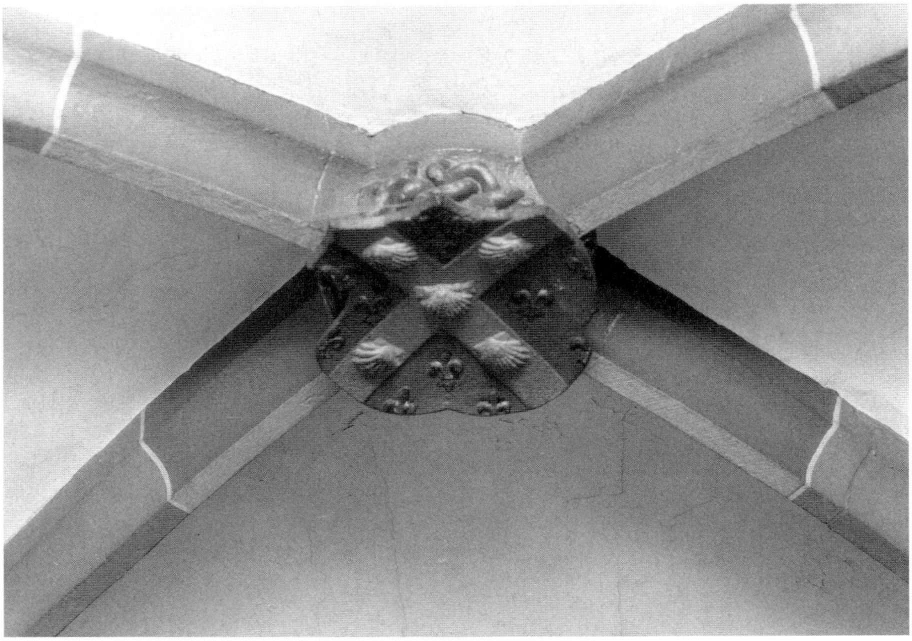

Abb. 2 Issenheim – Grundriß Chor und Standort Altar (Foto: R. M.)
Abb. 3 Flur der Klosterpforte des Isenheimer Hospizes – Schlußstein: Wappen des Guido Guersi (Foto: R. M.)

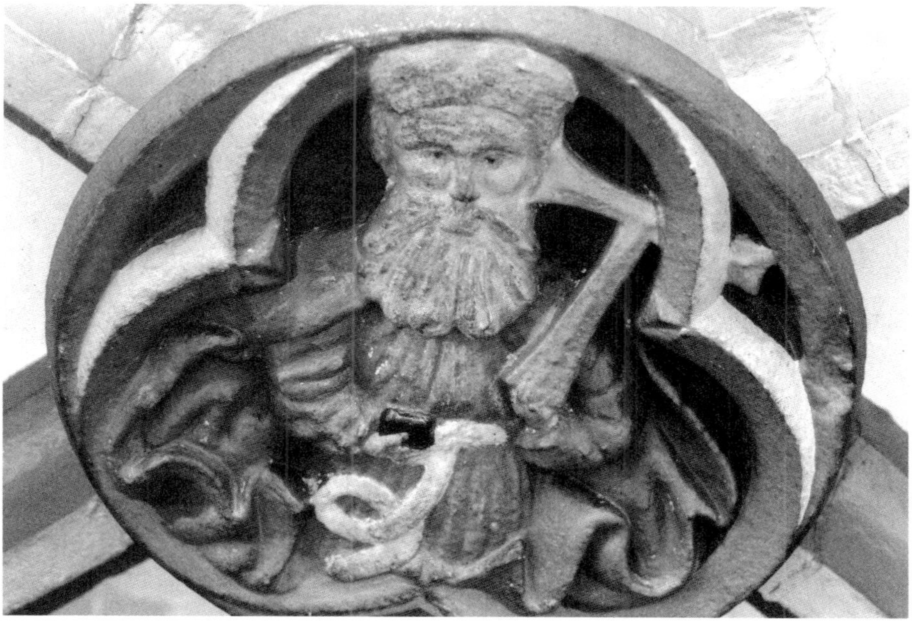

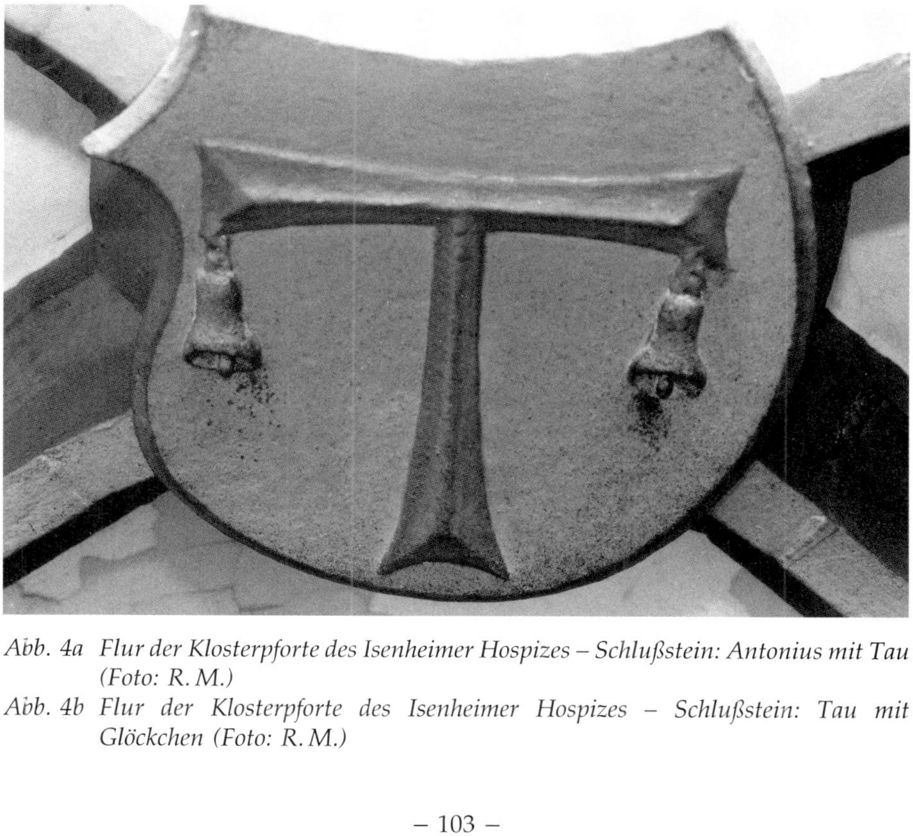

Abb. 4a Flur der Klosterpforte des Isenheimer Hospizes – Schlußstein: Antonius mit Tau (Foto: R. M.)

Abb. 4b Flur der Klosterpforte des Isenheimer Hospizes – Schlußstein: Tau mit Glöckchen (Foto: R. M.)

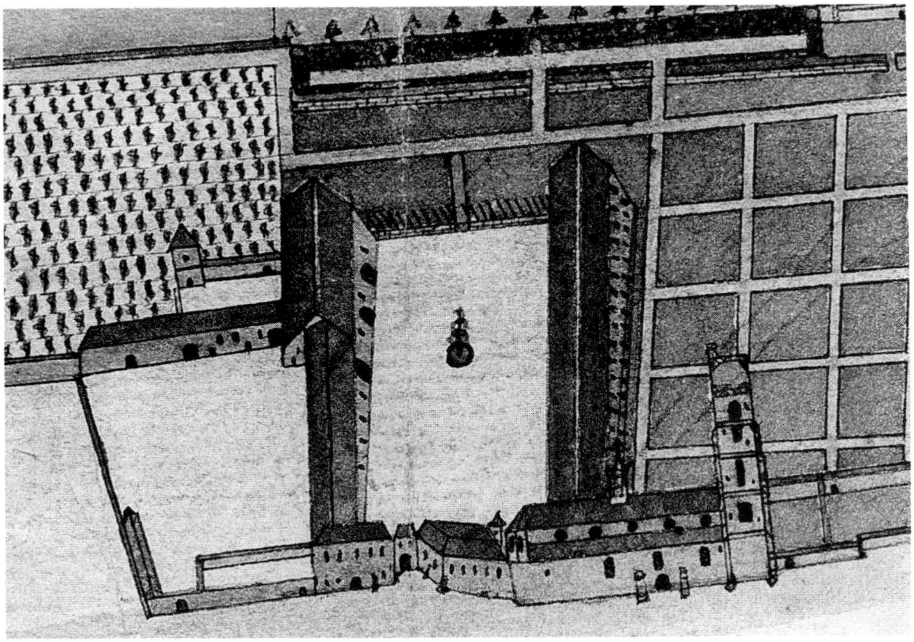

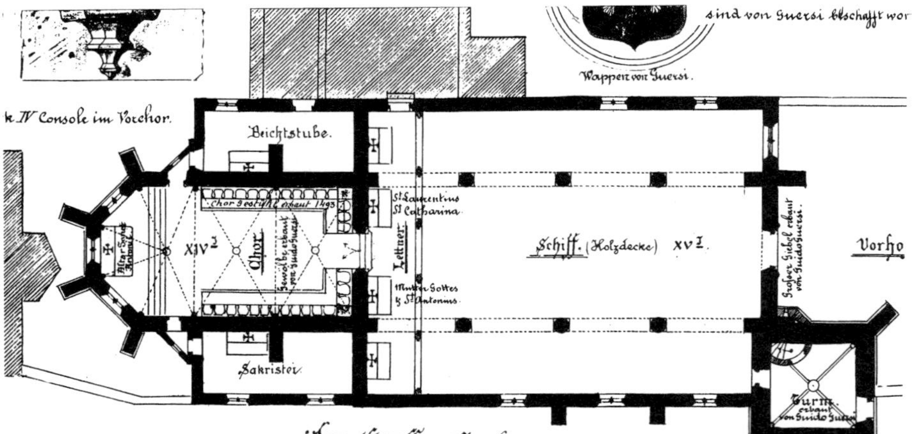

Abb. 5 *Isenheimer Klosteranlage im 18. Jahrhundert (Le retable d'Issenheim . . . , 134)*
Abb. 6 *Grundriß der Kirche (Le retable d'Issenheim . . . , 138)*

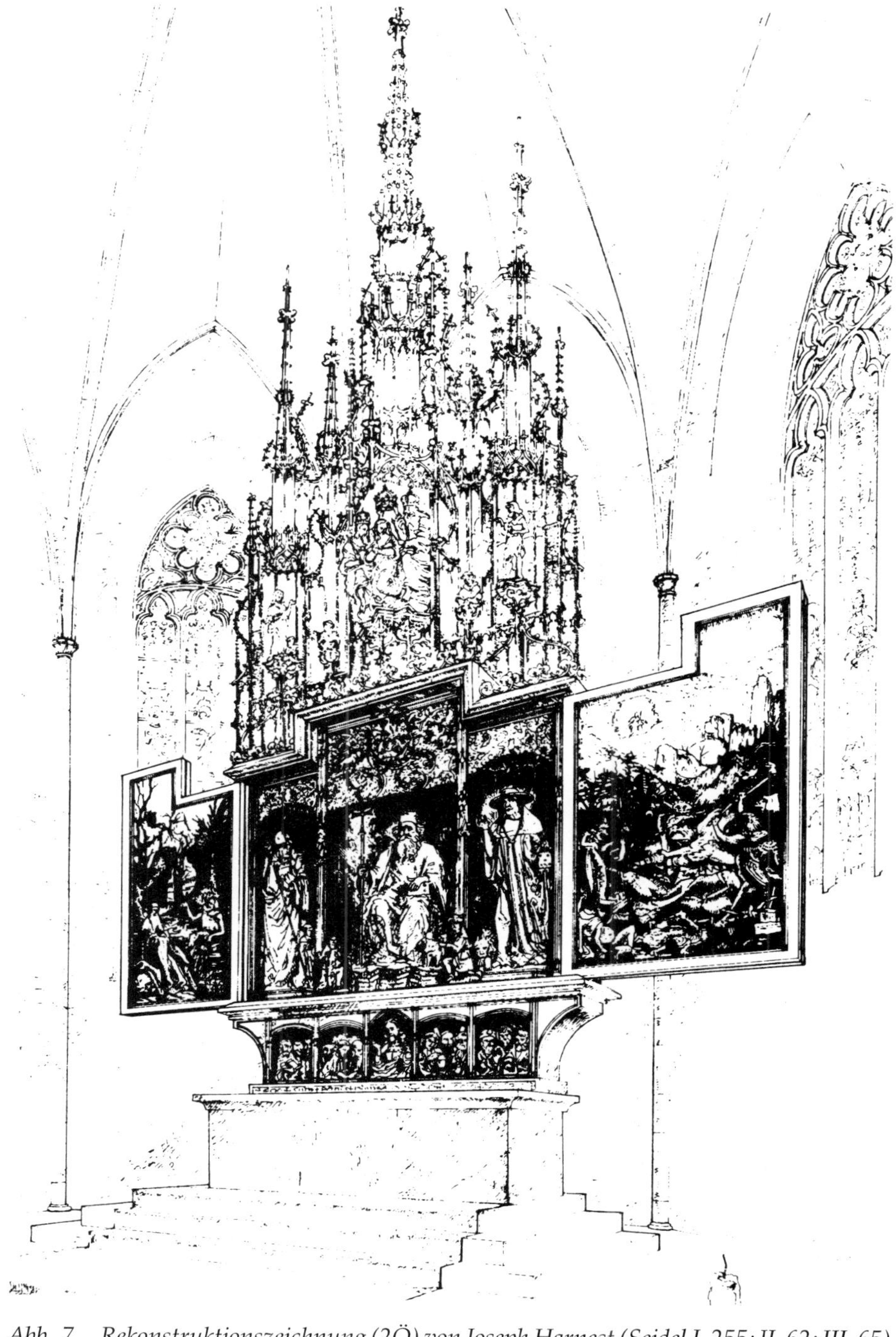

Abb. 7 Rekonstruktionszeichnung (2Ö) von Joseph Harnest (Seidel I, 255; II, 62; III, 65)

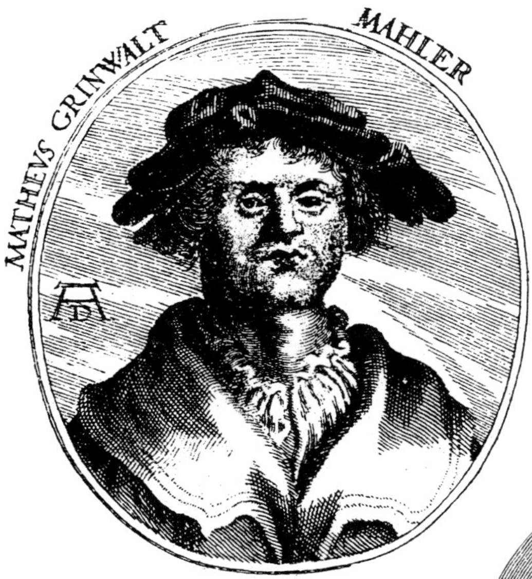

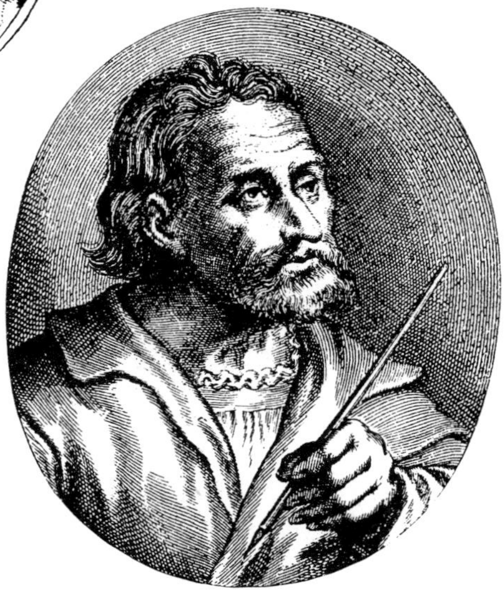

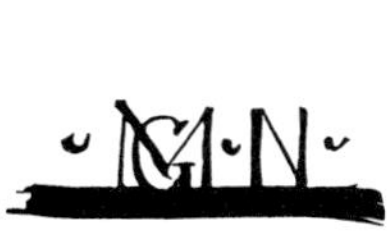

Laurentiustafel (1510?)

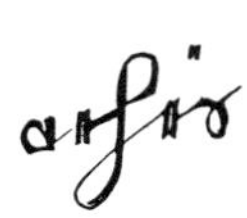

Oxforder Zeichnung (1512/16)

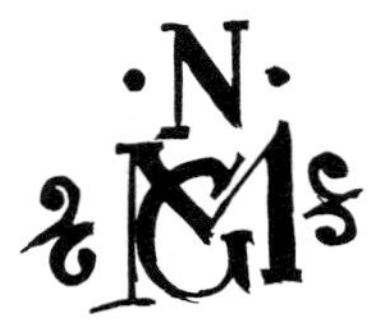

Altarfries Maria-Schnee-Altar (1519)

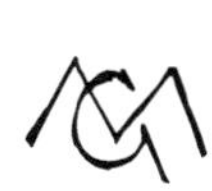

Drei Männerköpfe (um 1520?)

Abb. 8 Angebliches Portrait Grünewalds – Sandrart-Stich I (Zülch I, Abb. 22)
Abb. 9 Angebliches Portrait Grünewalds – Sandrart-Stich II (Zülch I, Abb. 25)
Abb. 10 Die echten Signaturen Grünewalds (Zülch I, Abb. 2)

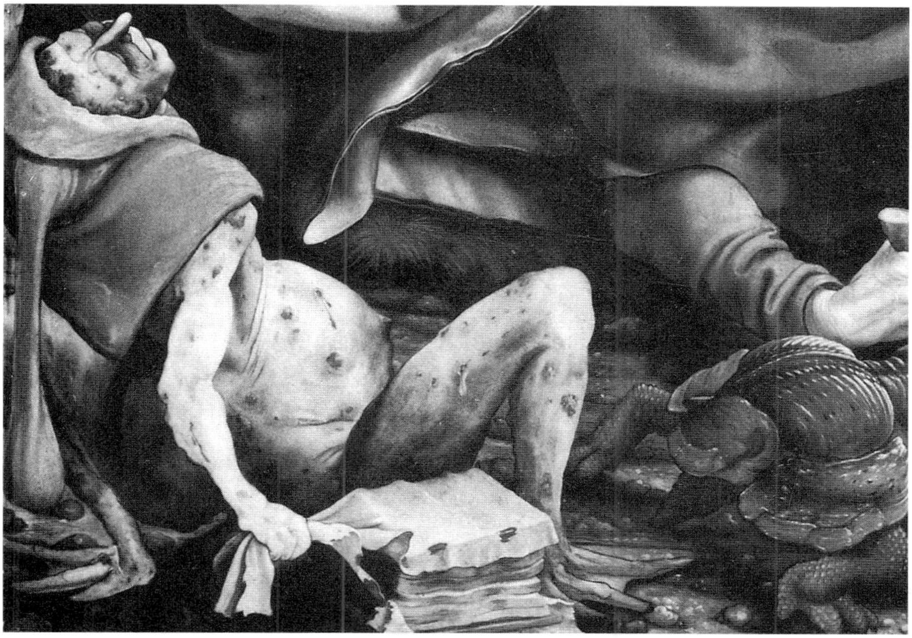

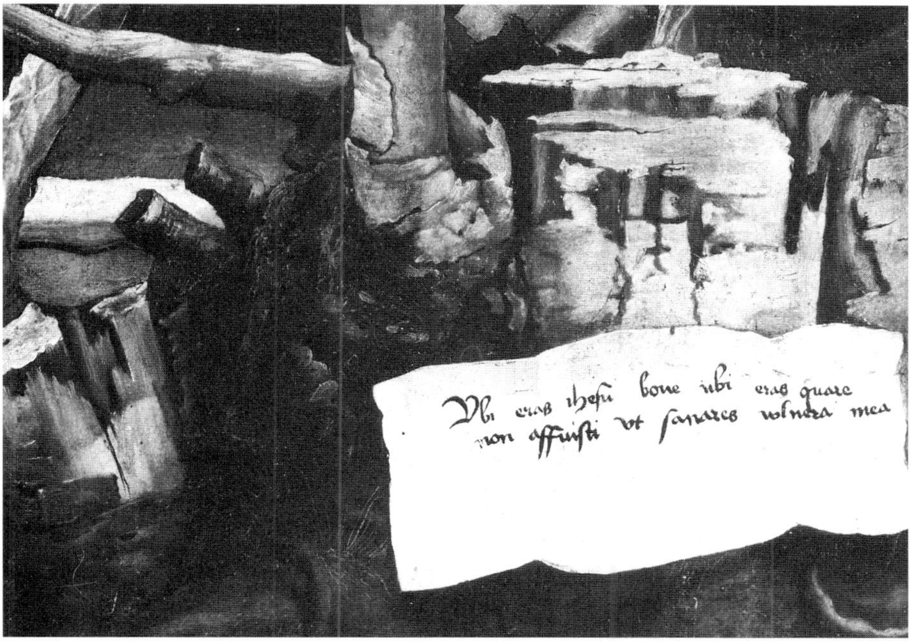

Abb. 11 Isenheimer Altar – 2Ö / RF – Versuchung – Detail: Kranker mit Beutelbuch
Abb. 12 Isenheimer Altar – 2Ö / RF – Versuchung – Detail: Beschrifteter Zettel am Baumstrunk (Fotos: O. Zimmermann)

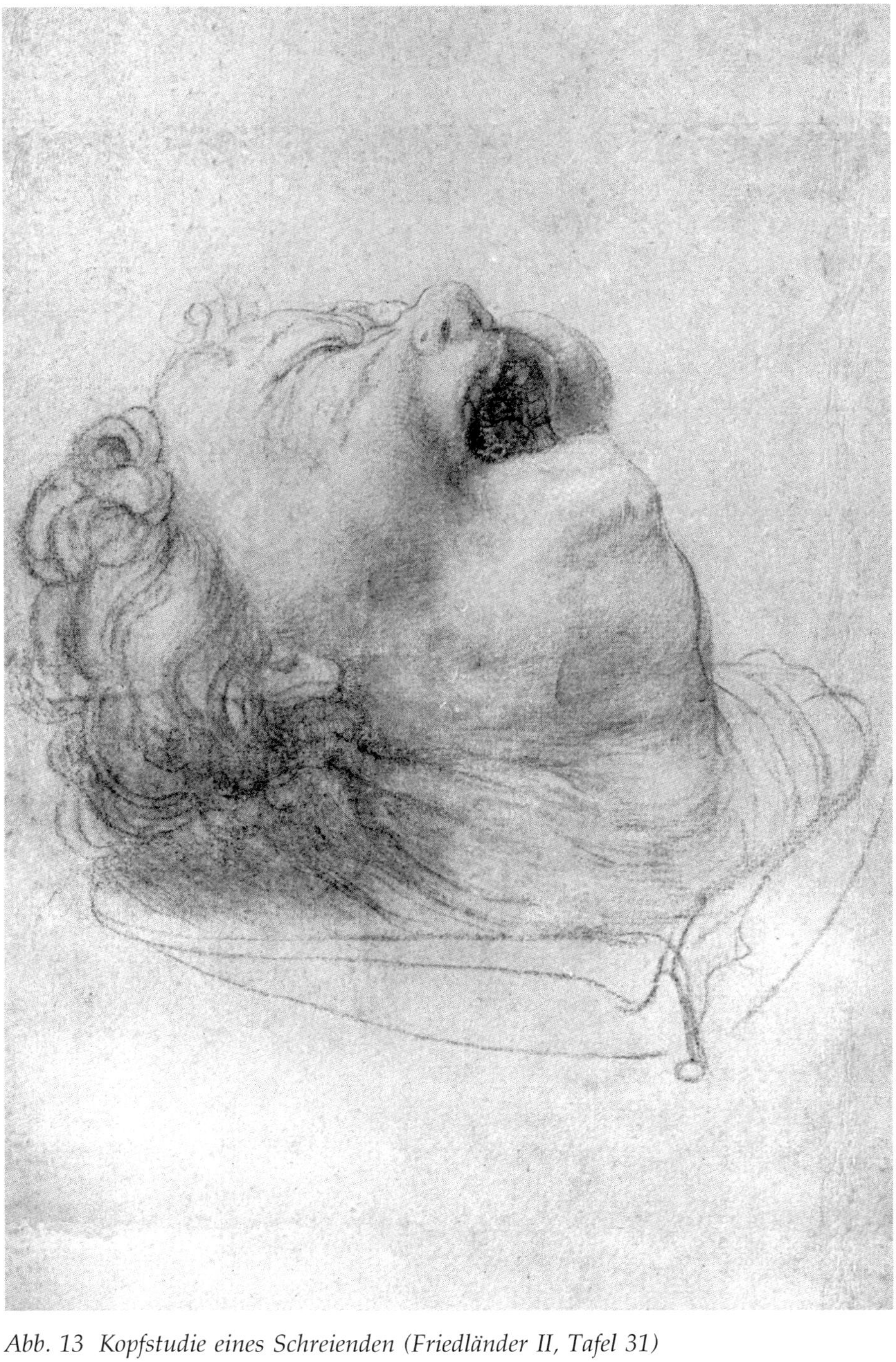

Abb. 13 Kopfstudie eines Schreienden (Friedländer II, Tafel 31)

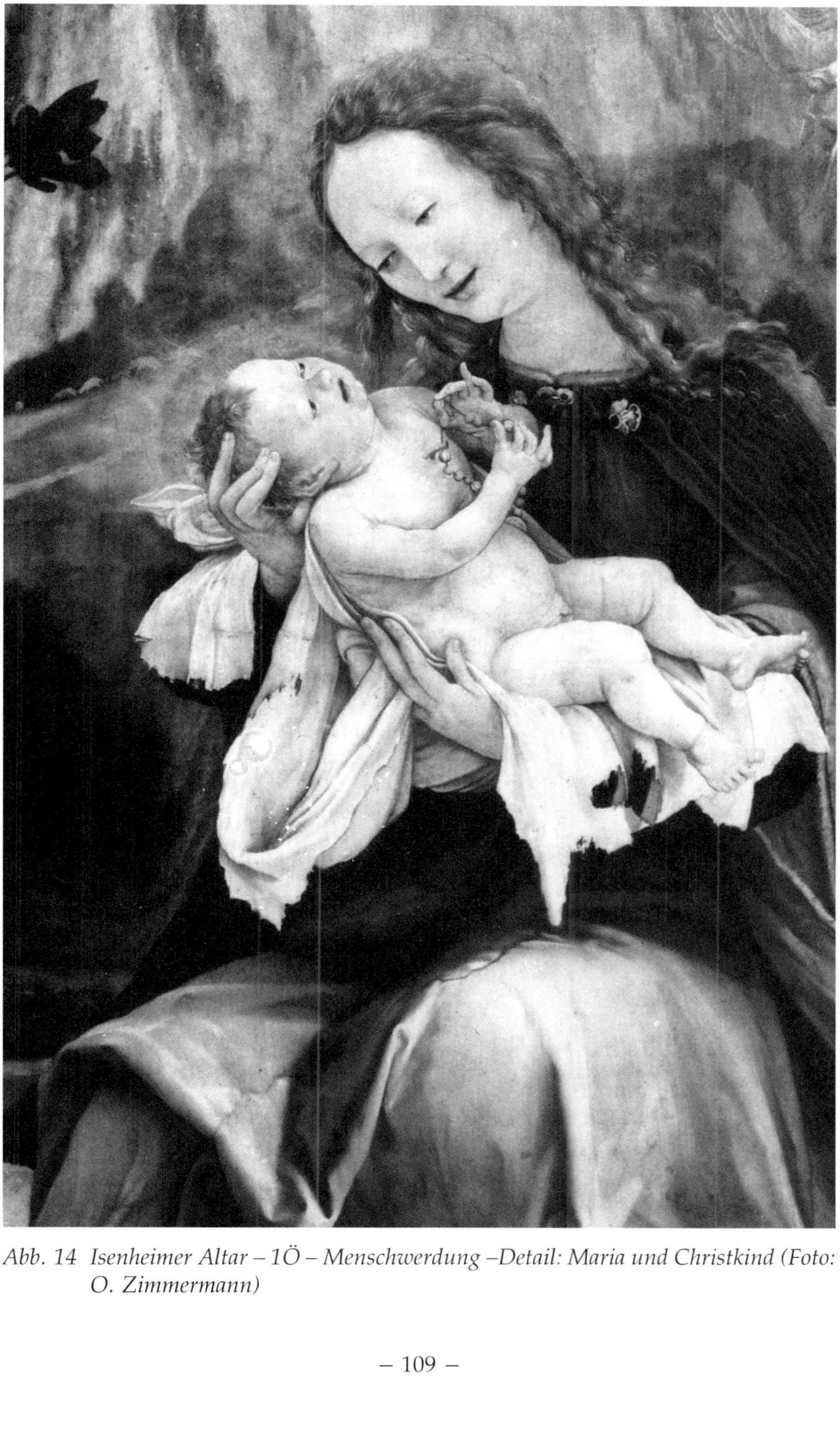

Abb. 14 Isenheimer Altar – 1Ö – Menschwerdung –Detail: Maria und Christkind (Foto: O. Zimmermann)

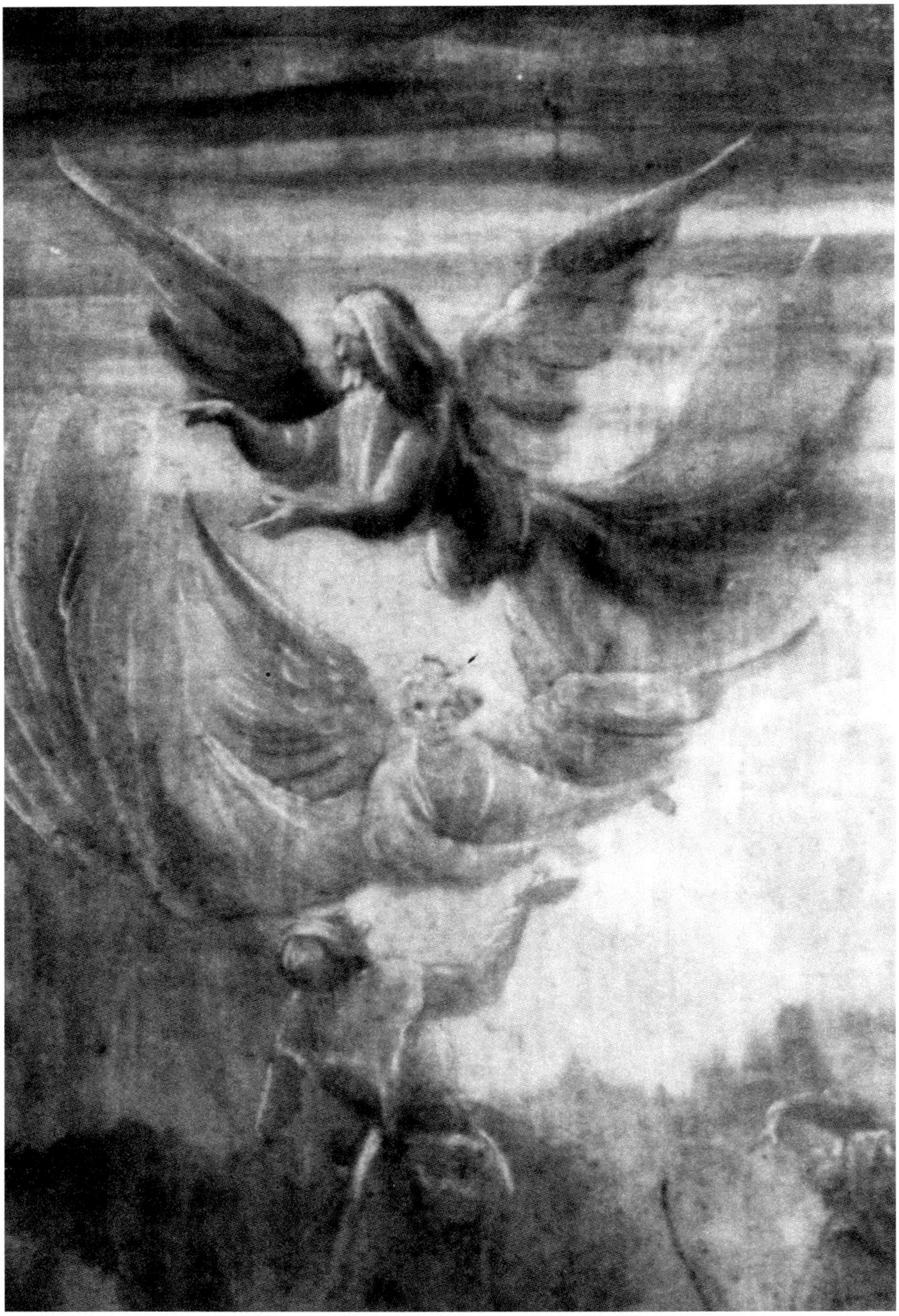

Abb. 15 Isenheimer Altar – 1Ö – Menschwerdung – Detail: Engel und Hirten (Foto: O. Zimmermann)

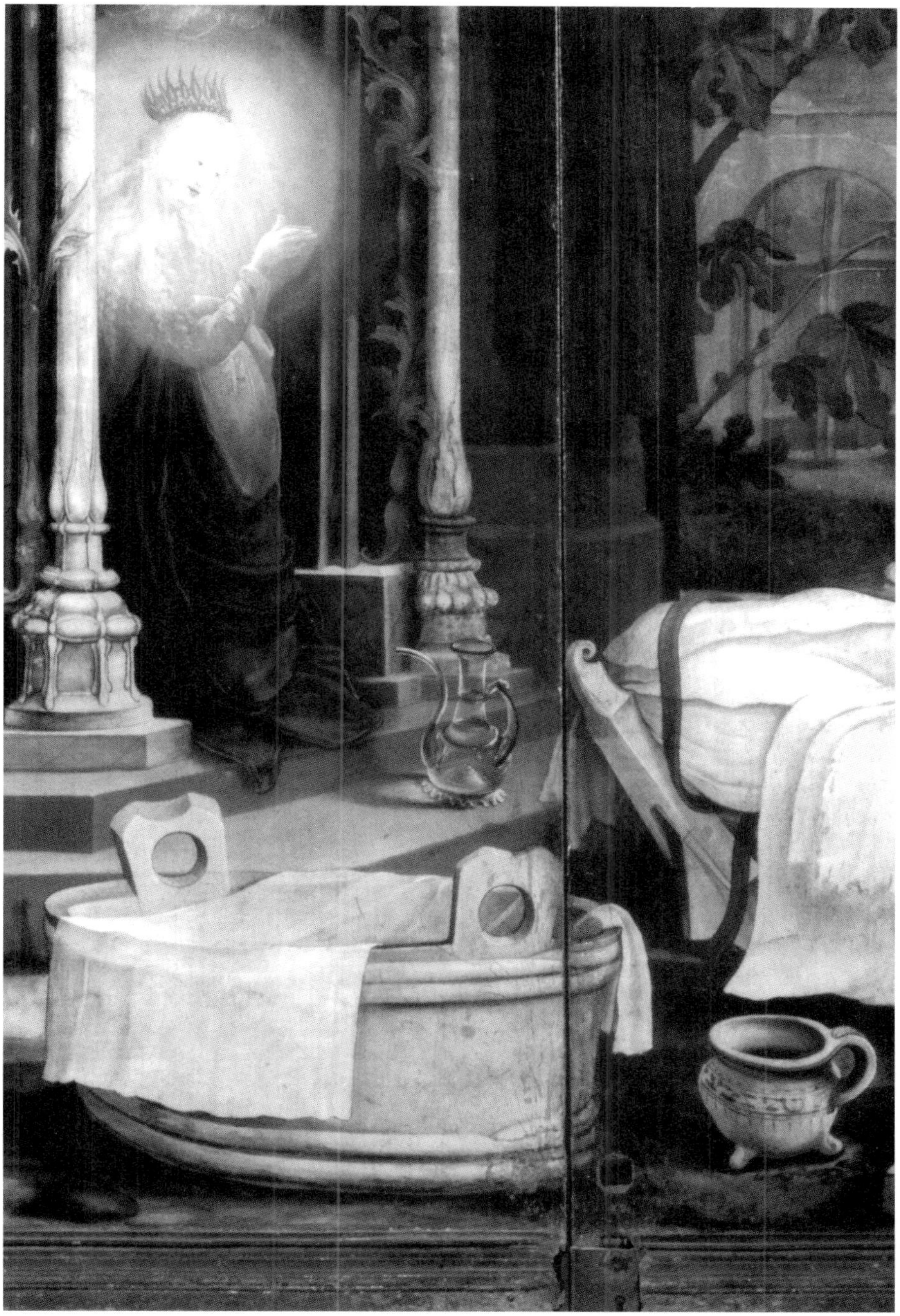

Abb. 16 Isenheimer Altar – 1Ö – Engelskonzert / Menschwerdung – Detail: Badezuber, Bett, Nachttopf (Foto: O. Zimmermann)

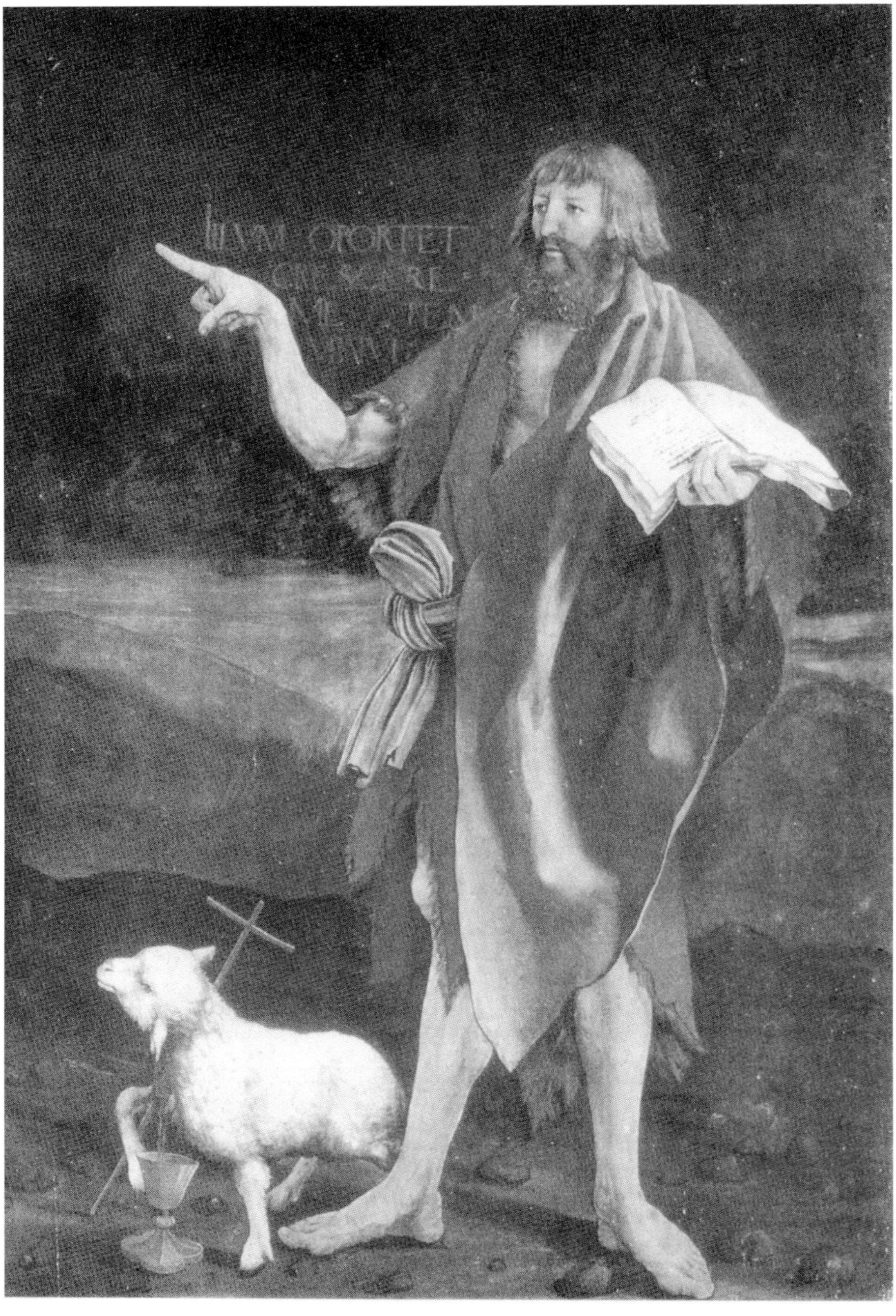

Abb. 17 Isenheimer Altar – GA – Kreuzigung – Detail: Johannes der Täufer mit Schriftzug Joh 3,30 (Foto: O. Zimmermann)

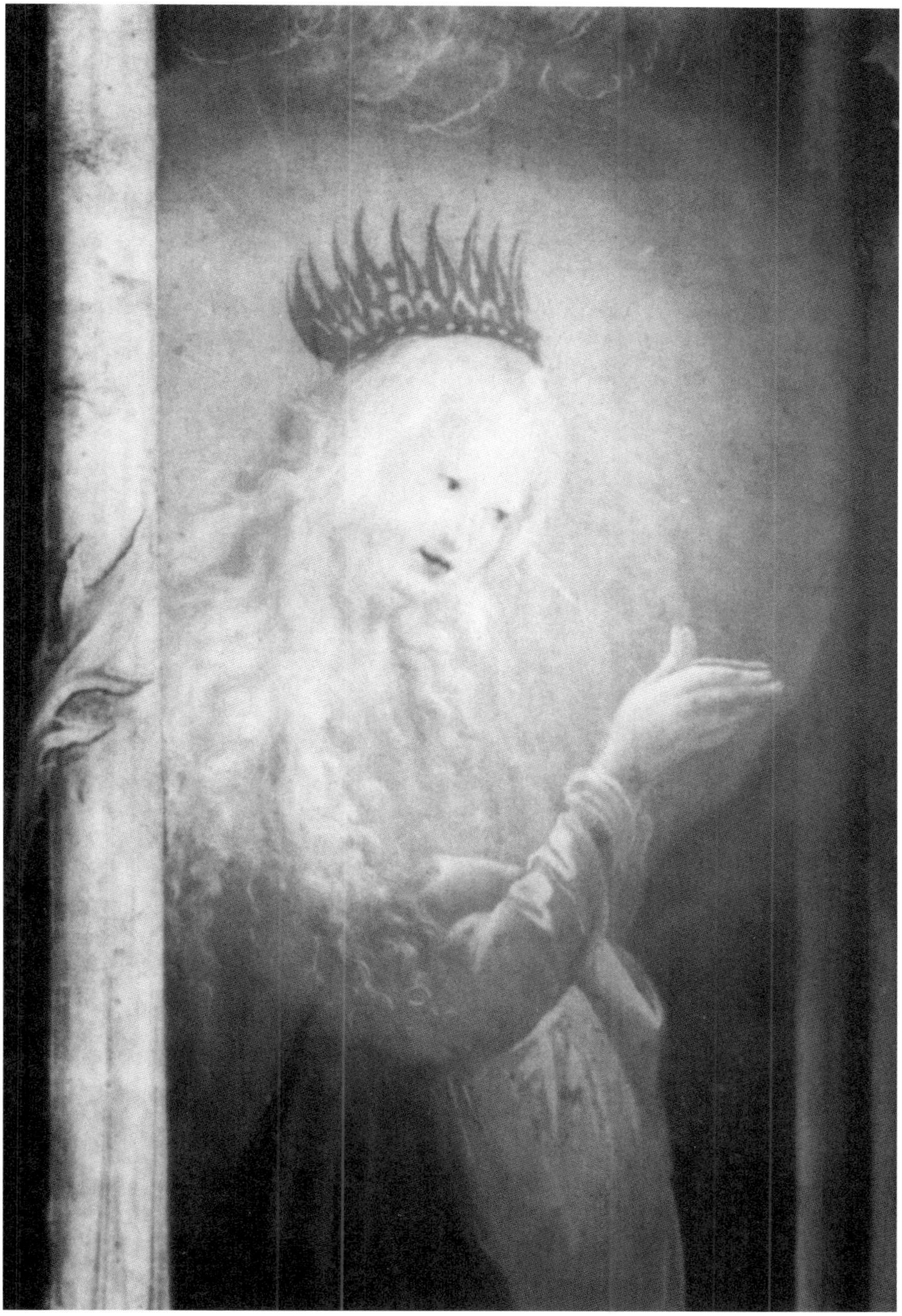

Abb. 18 Isenheimer Altar – 1Ö – Engelskonzert – Detail: Maria in Erwartung (Foto: O. Zimmermann)

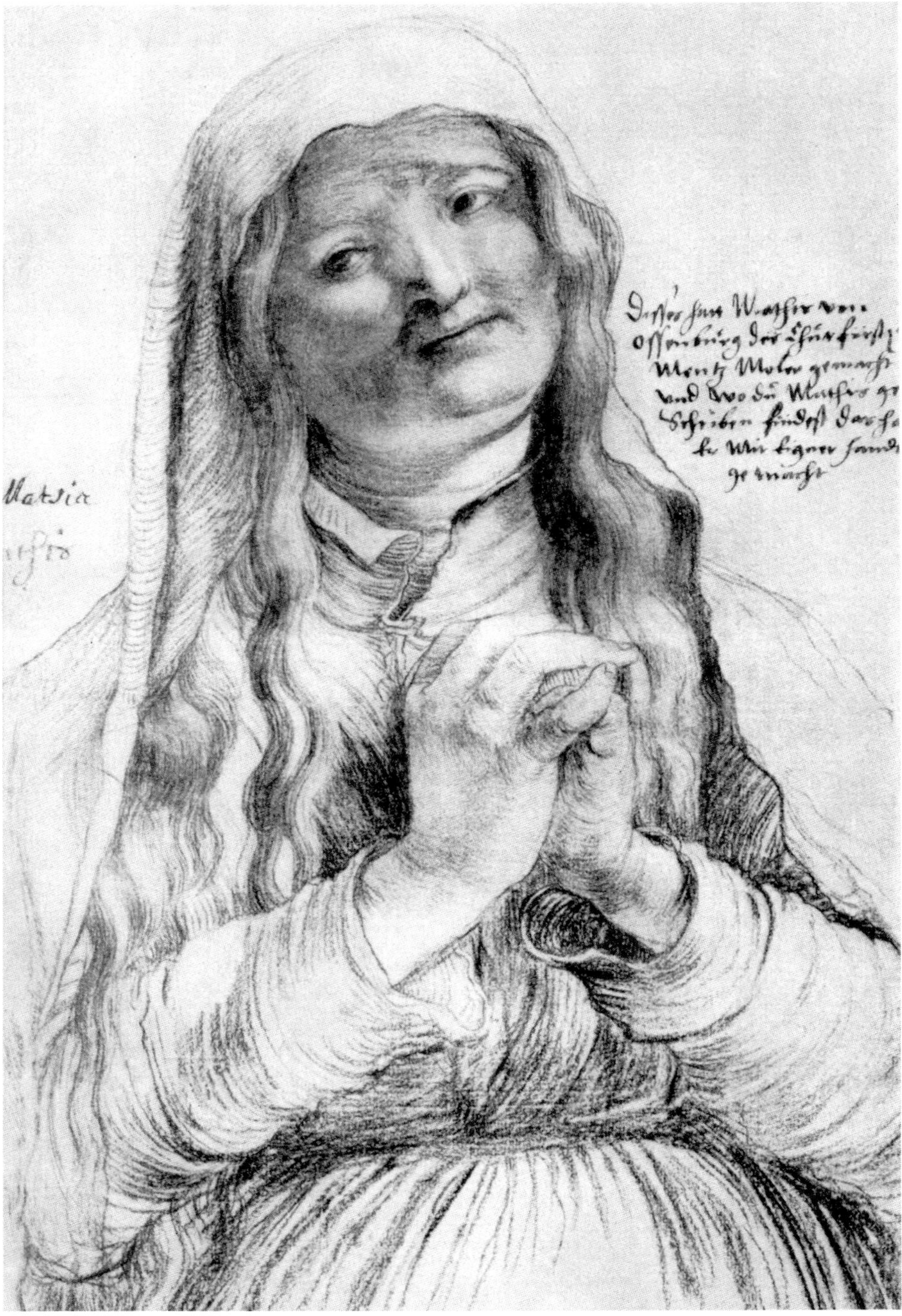

Abb. 19 Halbfigur einer Frau mit gefalteten Händen [Oxforder Zeichnung] (Friedländer II, Tafel 21)

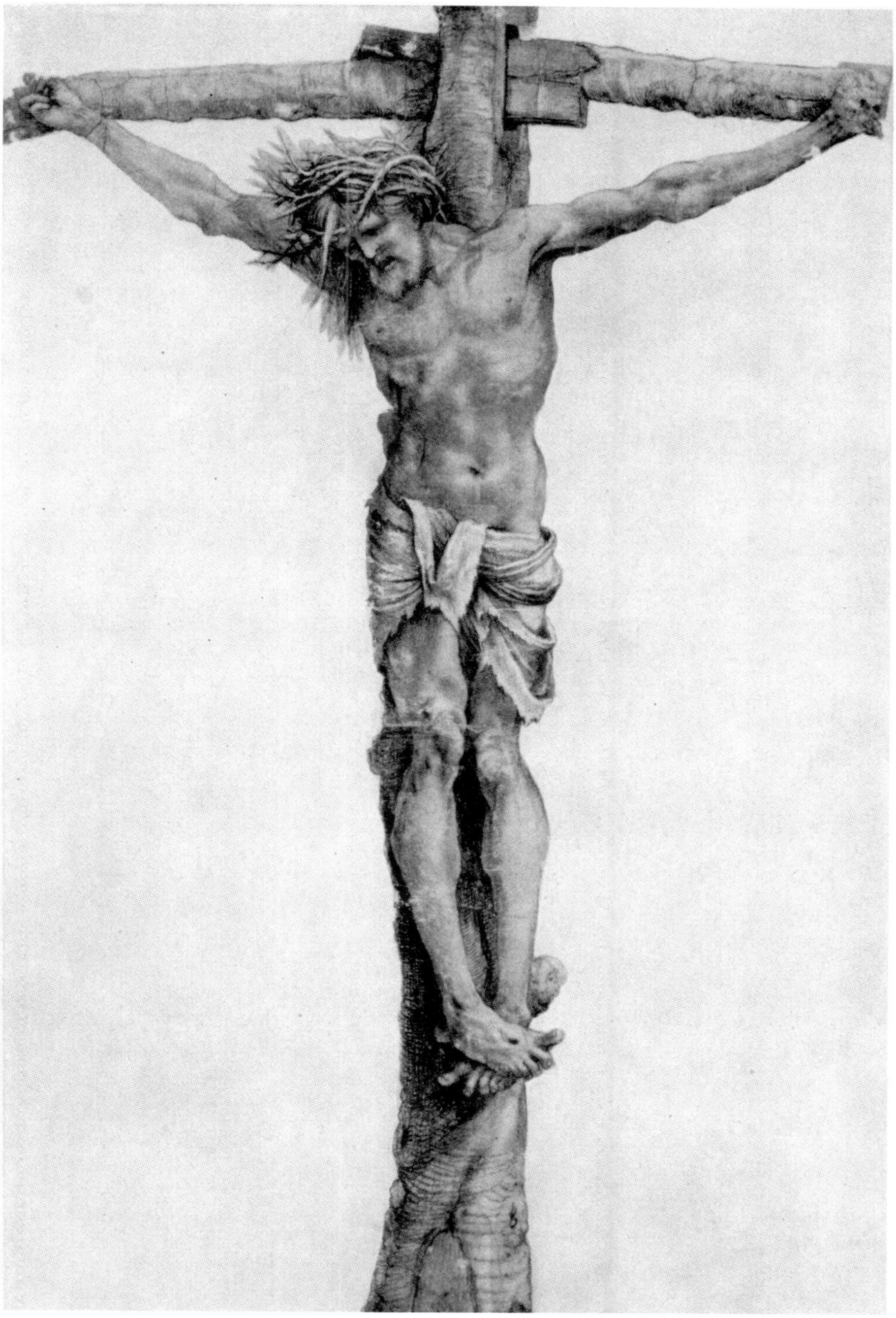

Abb. 20 Christus am Kreuz (Friedländer II, Tafel 6)

Joachim von Sandrarts Grünewald-Bericht[1]

Teutsche Academie der edlen Bau-, Bild- und Mahlerey-Künste

I. Teil – Nürnberg 1675

Nr. XXXVII Matthäus Grünewald von Aschaffenburg Mahler. Seine Handrisse: Seine Werke zu Frankfurt, zu Maynz und Eysenach: Ein sehr natürlich Crucifix.

Matthaeus Grünewald, sonst Matthäus von Aschaffenburg genant, dörf unter allen edlen Zeichen- und Mahlkunst keinem weichen oder etwas nachgeben, sondern er ist in der Warheit den fürtreflichsten und bästen, wo nicht mehrer, doch gleich zu schätzen. Es ist aber zu bedauern, daß dieser ausbündige Mann dermaßen mit seinen Werken in Vergessenheit gerathen, daß ich nicht einen Menschen mehr bey Leben weiß, der von seinem Thun nur eine geringe Schrift oder mündliche Nachricht geben könte; damit jedoch seine Würdigkeit an den Tag gebracht werde, will ich mit besonderem Fleiß, soviel mir bewußt, anziehen, ohne welches ich glaube, daß dieses schöne Gedächtnis in wenig Jahren ganz völlig erlöschen würde.

Es sind bereits 50. Jahr verflossen, daß ein sehr alter aber kunstreicher Mahler zu Frankfurt, Namens Philipp Uffenbach, gelebet, der vormals ein Lehrjung des berühmten Teutschen Mahlers Grimers gewesen; dieser Grimer hat bey ermeldtem Matthaeus von Aschaffenburg gelernet und alles, was er von ihme können zusammen tragen, fleißig aufgehoben, absonderlich hat er nach seines Lehrmeisters Tod von desselben Wittib allerhand herrliche Handrisse, meistens mit schwarzer Kreid und theils fast Lebens-Größe gezeichnet, bekommen, welche alle nach dieses Grimers Ableiben obgedachter Philipp Uffenbach, als ein nachsinnlicher berühmter Mann, an sich gebracht. Damals gienge ich unweit seiner Behausung zu Frankfurt in die Schul und wartete ihm offtmals auf, da er mir dann, wann er in gutem humor ware, diese in ein Buch zusammen gesamlete edle Handrisse des Matthaeus von Aschaffenburg, als dessen Ort er fleißig nachstudirte, gezeigt und derselben löbliche Qualitäten und Wolstand entdecket. Dieses ganze Buch ist nach gedachten Uffenbachs Tod von seiner Wittfrauen dem berühmten Kunstlieber, Herrn Abraham Schelkens zu Frankfurt, theur verkauft und von demselben, neben vielen anderen herrlichen Kunststücken von den bästen alten und modernen Gemählden, raren Büchern und Kupferstichen, die viel zu lang zu erzehlen fallen würden, in sein berühmt Kunst-Cabinet, zu ewiger Gedächtnis dieser ruhmwürdigen Hand, und allen Kunstliebenden süßer Vergnügung, gestellet worden, wohin ich also den günstigen Leser will gewiesen haben.

Dieser fürtrefliche Künstler hat zur Zeit Albrecht Dürers ungefehr Anno 1505. gelebet, welches an dem Altar von der Himmelfahrt Mariae in der Prediger Closter zu Frankfurt von Albrecht Dürer gefärtiget, abzunehmen, als andessen vier Flügel von außenher, wann der Altar zugeschlossen wird, dieser Matthaeus vom Aschaffenburg mit liecht in grau und schwarz dieser Bilder gemahlt; auf einem ist S. Lorenz mit dem Rost, auf den andern eine S. Elisabeth, auf dem dritten ein S. Stephan[2], und auf dem vierdten ein ander Bild, so mir entfallen, sehr zierlich gestellet, wie es noch allda zu Frankfurt zu sehen. Absonderlich aber ist sehr preiswürdig die von ihme mit Wasserfarben gebildete Verklärung Christi auf dem Berg Thabor, als worinnen zuvorderst eine verwunderlich schöne Wolke, darinnen Moyses und Elias erscheinen, samt denen auf der Erde knienden Aposteln, von Invention, Colorit und allen Zierlichkeiten so fürtreflich gebildet, daß es selzsamkeit halber von nichts übertroffen wird, ja es ist in Manier und Eigenschaft unvergleichlich, und eine Mutter aller Gratien.

Ferner waren von dieser edlen Hand zu Maynz in dem Domm auf der linken Seiten des Chors, in drey unterschiedlichen Capellen, drey Altar-Blätter, jedes mit zweyen Flügeln in- und auswendig gemahlt gewesen, deren erstes war unsere liebe Frau mit dem Christkindlein in der Wolke, unten zur Erden warten viele Heiligen in sonderbarer Zierlichkeit auf, als S. Catharina, S. Barbara, Caecilia, Elisabetha, Apollonia und Ursula, alle dermaßen adelich, naturlich, holdselich und correct gezeichnet, auch so wol coloriert, daß sie mehr im Himmel als auf Erden zu seyn scheinen. Auf ein anderes Blat war gebildet ein blinder Einsidler, der mit seinem Leitbuben, über den zugefrornen Rheinstrom gehend, auf dem Eiß von zween Mördern überfallen, und zu todt geschlagen wird, und auf seinem schreyenden Knaben ligt, an affecten und Ausbildung mit verwunderlich natürlichen wahren Gedanken gleichsam überhäuft anzusehen; das dritte Blat war etwas imperfecter, als vorige zwey und sind sie zusammen Anno 1631. oder 32. in damaligem wilden Krieg weggenommen, und in einem Schiff nach Schweden versandt worden, aber neben vielen andern dergleichen Kunststücken durch Schiffbruch in dem Meer zu Grund gegangen.

Es soll auch noch ein Altar-Blat in Eysenach von dieser Hand sein, und darinnen ein verwunderlicher S. Antonio, worinnen die Gespenster hinter den Fenstern gar artig ausgebildet seyn sollen; Ferner haben Ihre Fürstl. Durchl. Herzog Wilhelm in Bayern hochseligsten Andenkens, als vernünftiger Urteiler und Liebhaber der edlen Kunst ein klein Crucifix mit unserer lieben Frauen und S. Johann, samt einer niderknienden und andächtig-betenden Maria Magdalena, so fleißig gemahlt von dieser Hand gehabt, auch sehr geliebt, ohne daß sie gewußt, von wem es sey; selbiges ist, wegen des verwunderlichen Christus am Creutz, so ganz abhenkend auf den Füßen ruhet, sehr seltsam, daß es das wahre Leben nicht anderst thun könte; und gewiß ueber alle Crucifix natürlich wahr und eigentlich ist, wann ihm mit vernünftiger Gedult lang nachgesonnen wird. solches ist deswegen halb-Bogen groß, auf gnädigen Befehl hochgedachten Herzogs, Anno 1605. von Raphael Sadler in Kupfer gestochen worden, und erfreute sich hernachmalen Ihre Churfürstl. Durchl. Maximilian seligster Gedächtnis höchlich, da ich des Meisters Namen geoffenbaret.

Wiederum gehet in Holzschnitt aus die Offenbarung des heiligen Johannes, ist aber übel zu bekommen, und solle auch von dieser Hand seyn; gleichfalls ist zu meiner Zeit in Rom ein heiliger Johannes mit zusammengeschlagnen Händen, das Angesicht übersich, ob er Christus am Creutz anschauete, gewesen, überaus andächtig und beweglich, in Lebens-Größe, mit herrlicher gratia, so aestimirt, und auch hoch für Albert Dürers Arbeit geschätzt worden; da ich aber, von wem es wäre, erkandt, und den Unterschied der Manier gezeigt, habe ich gleich hinterher mit Oelfarbe (womit ich eben damals des Papsts Contrafät machte) dessen Namen also setzen müssen: Matthaeus Grünwald Alemann fecit. Und das ist es nun, was von dieses fürtrefflichen Teutschen Kunst-Stucken mir bewußt, außer daß er sich meistens zu Maynz aufgehalten und ein eingezogenes melancholisches

Leben geführt, und übel verheuratet gewesen; wo und wann er gestorben, ist mir unbekandt, halte doch dafür, daß es um An. 1510. geschehen. sein Contrafät zeiget die Kupferblatte Cc.

II. Teil – Nürnberg 1679

Mathäus Grünwald von Aschaffenburg. Von diesem vortrefflichen hochgestiegenen Geist und verwunderlichen Meister haben wir in unserm vorigen Buch am 236. Blat, seiner überfliegenden Erfahrenheit zum Nachruhm, weitläufftige Meldung gethan; Was er nemlich für herrliche Wercke zu Franckfurt bey den Prediger-München gemahlt: als zum Exempel auf ein Altarblat die seelige Elisabeth, S. Stephan[3], S. Lorentz und N.[4] oberhalb dessen auch die Verklärung unsers seiligmachers Jesu Christi auf dem Berge Thabor, da Ihme Moses und Elias in den Wolcken erschienen, imgleichen auch unten an dem Berge die in Furcht gantz verzuckte Apostel, wie nicht weniger die zu Mayntz im Thum gestandene, von den Schweden aber hinweg genommene Altäre; und was sonst von ihme, der berühmte Vatter aller Künste, Herr Peter Spiring von Nordtholm im Gravenhaag, in seinen berühmten Händen gehabt. Massen hiervon bey Herrn Abraham Schelkens zu Frankfurt die meiste von seiner eigenen Hand aufs allervollkommenste gezeichnete Modelle annoch zu ersehen geben, was dieser für ein ungemeiner Meister gewest, bey dem Natur und Geist Wundert gethan. Ich meines Theils habe so viel hiervon Bericht gethan, als ich erfahren können und auch dem vorigen Teil sein Contrafait mit eingefügt: welches Albrecht Dürer nach ihme damals, wie sie des Jakob Hellers Altar in obgedachter Prediger-Münch-Kirchen zu Franckfurt aufgericht, verfertigt. Wie in der Platte CC. zusehen. Weil aber selbiges nach seiner damaligen Jugend gebildet ist; und seit dem der curiöse Hr. Philipp Jacob Stromer, ein herr des Rathes hiesiger hochlöbl. Reichsstadt, in seinem berühmten Kunst-Cabinet, ein noch älters und perfecters Contrafeyt von gedachtem Meister mir gezeiget: als habe ich billich solches, diesem hochgestiegenen teutschen Correggio zu Ehren, hie in der Platt. 4. beyfügen, und theilhafftig machen wollen.

Franz Christian Lerse

Anzeige[5] der Gemählde und Statuen der ehemahligen Antonier Kirche zu Isenheim im Obern Elsaß[6]

Als die Mahlerey mit dem XIII.ten Jahrhundert anfieng ihr Haupt in Italien wieder empor zuheben, mußte sie sich durch eine neue Kindheit zur Reife durcharbeiten.

Noch lagen die Trümmer der römischen Größe und die wenigen Überreste der griechischen Kunst unter dem Schutt der Barbarey vergraben. Das Gefühl für Schönheit war, so wie aller Adel der Seele, erstorben, und die Natur lag in einem Todesschlaf, in dessen Zückungen das unseelige Menschen Geschlecht nur morden und beten konnte. Sogar die Kleidung der damaligen Menschen, die um die Arbeit des Schöpfers zu verderben, nicht unsinniger hätte können erdacht werden, zeugt von dieser allgemeinen Zerrüttung und die Künstler, deren sorgloser Fuß über die herrlichsten Werke einer bessern Vorwelt hinstrauchelte, weideten ihre Augen an den abentheuerlichen Gestalten ihrer Mitbrüder, und brachten Ungeheuer hervor, die in Vergleich mit griechischen und römischen Formen ein Mittelding zwischen Affen und Menschen zu seyn scheinen. An Ausdruck der Leidenschaften und der Bewegungen der Seele dachten die damaligen Mahler und selbst die Giottos und andere Verbesserer der Kunst, eben so wenig, als an Wahl aus ihrer Natur. Sie gaben ihren Figuren beschriebene Rollen in den Mund oder in die Hände, und waren nicht wenig auf eine so sinnreiche Erfindung stolz, die sie in den Stand sezte dem Zuschauer zu sagen, was sie durch Bewegung und Beziehung der verschiedenen Glieder nicht ausdrüken konnten. Es brauchte mehr als ein Jahrhundert, ehe man sich aus den Säcken, den Salzburger Hosen und den engen Camisölern[7] herausdenken konnte, und von dem was sie verbargen deutliche Begriffe bekam. Wenn ja das nackende mußte gemahlt werden, wie in Christi Lebens und Leidens Geschichte so waren die

Formen der Glieder wie unter der Kleidung, nur daß die Knöpfe und Zierrathen wegblieben und das Ganze mit einer Art fleischfarbe bestrichen wurde. In den Werken Martin Schöns und aller Künstler seiner Zeit findet man auch nicht die mindeste Spur von irgend einer Kenntniß der Musklen, der Gelenke und Knochen, ihrer Lagen, Verbindungen und ihres Gebrauchs. Unter verschiedenen, oft sehr gut und wahrgezeichneten, Henkers-Knechten erblickt man fast immer eine jämmerliche Christus Gestalt, die einem ausgestopften Modell ähnlich sieht, an dem die unbarmherzigen Peiniger sich im Geißlen zu üben scheinen, und das ihre Streiche eben so wenig fühlt als die Zuschauer. Das Studium des Nackenden war auch um so viel unbekannter und schwerer, da es, bey dem Mangel an guten Mustern und an Kenntniß der Anticken, in diesen Zeiten des Aberglaubens und der rohen Unschuld für eine unverzeihliche Sünde gehalten wurde einem Künstler zum Modell zu dienen. Endlich kam der unerwünschte Zeitpunkt, da Gefühl und Menschen Sinn wieder obsiegten und das einzige XV.[te] Jahrhundert brachte in den verschiedenen Theilen von Europa mehr grose Männer aller Art und besonders Mahler hervor als der ganze Zeitraum vom VII. bis auf das XIV. Jahrhundert nur halb erträgliche aufzuweisen hat. Thomaso l Massaccio brachte es in einer kurzen Lebenszeit von 26. Jahren weiter als alle seine Vorgänger, er studirte die Natur und sie lehrte ihn richtige Verhältniße, Kenntniß der Verkürzungen und eine vernünftige Art Bekleidungen, die wenigstens Menschen Glieder unter sich vermuthen lassen. Léonardo da Vinci gieng noch weiter, er begnügte sich nicht die Natur, wie sie sich ihm in einzelnen unvollkommenen Gegenständen darstellte, nachzuahmen. Er wolte wählen, und sein Genie, geleitet von einer grosen und gründlichen Gelehrsamkeit brachte ihn ohne Kenntniß der Anticken auf die Spur der Griechen, in der Richtigkeit der Zeichnung sowohl, als in dem Ausdruk der Leidenschaften, der Bewegungen und der geheimsten Gedanken des menschlichen Herzens. Michel Angelo und besonders Raphael fanden endlich in den Anticken Muster der wahren und schönen Natur und die Vollkommenheit, die sie suchten. Mißverstandenes Studium des Anticken hat schon manchen irre geführt und an den Marmor angefeßelt. Raphael wußte allein das Studium der Natur geschickt damit zu verbinden, und wenn er in den griechischen und römischen Statuen richtige und schöne Verhältniße, einfache und edle Stellungen und Kopfwendungen fand, so gewährte ihm die Natur den noch weit höhern Theil der Kunst jedem Gegenstand den Charackter der Wahrheit, und jedem einzelnen Glied, in Übereinstimmung mit dem Ganzen, grad den Ausdruk zugeben den jede Bewegung der Seele erforderte, und der beynahe immer die vorhergehende und nachfolgende Lage derselben vermuthen läßt. Er lernte aus den Anticken die Natur wählen und bahnte den Mahlern einen Weg, auf dem sie nicht irre gehen konnten, den aber nur wenig glückliche Köpfe gewählt haben. Es war aber Italien nicht allein, das in diesen glüklichen Zeiten auf Wiederauflebung des guten und schönen grose Mahler hervorbrachte. Mit weit mindern Hülfsmittlen und mit weit grösern Schwierigkeiten, ohne Muster und ohne Aufmunterung stunden in Teutschland Männer auf, die den besten Italienern können an die Seite gesezt werden, und wenn sie es in der Vollkommenheit der Kunst nicht eben so weit gebracht haben; so ist es mehr den Umständen und der grösern Barbarey ihrer Nation, als ihnen selbst zuzuschreiben.[8] Selbst zu Raphaels Zeiten war das Verdienst Albrecht Dürers in Italien so bekannt und so entschieden, daß man sich über die Unwissenheit der Teutschen, die diesen grosen Mann nicht genug schäzten ärgerte. Die Italiänischen Kupferstecher stachen seine Arbeit nach, und Raphael konnte das Portrait dieses vortreflichen Künstlers, das er ihm blos schwarz und weis getuscht aber äusserst kräftig und lebendig gemahlt, nebst verschiedenen seiner Kupferstiche geschikt hatte, nicht genug bewundern. Er bewahrte es unter seinen Kostbarsten Seltenheiten und hielt sich für verbunden ihm sein eigenes Bildnis zum Gegengeschenk zu übersenden. Vasari, selbst »ein groser Mahler und noch ein gröserer Kenner («) thut das ofenherzige Geständnis, daß wann dieses seltene und allgemeine Genie Toscana zum Vaterland gehabt, und die herrlichen Wercke der Kunst die man zu Rom sieht, hätte studieren können, er der beste Mahler in ganz Italien würde geworden seyn, so wie er der gröste und berühmteste war den je in Teutschland und die Niederlande hervor gebracht haben. Eine in prophetischem Geist ausgesprochene Wahrheit, dann noch immer steht der grose Mann zwischen seinen sit venia dicto mittelmäsigen Nachfolgern und elenden Vorgängern in der Mitte allein.

Wenn[9] wir die Gemählde Martin Schöns, von denen man in dem Münster zu Colmar[10], in dem dasigen Dominicaner Closter[11] und in andern umliegenden Kirchen[12] noch zimmlich vollständige Sammlungen sieht mit Albrecht Dürers seinen, der sein Zeitgenossen war und sein Schüler hat werden sollen, vergleicht, so scheint es kaum möglich wie ein Mensch, blos durch sein Genie, auf einmal einen solchen Riesen Schritt habe thun können. Martin Schöns Gesichter sind zwar öfters gut charackterisirt und voll Leben, seine Stellungen bisweilen natürlich und den handlenden Personen angemessen und sogar seine Compositionen manchmal geistreich und verständig; aber seine Zeichnung des Bekleideten und noch mehr des Nakenden[13] ist im elendesten Geschmack, seine Gewänder sind mit der grösten Verschwendung des Stoffes voll unzählbar kleiner obgleich nicht allezeit schlecht geordneter Falten[14]; Im Ausdruck erstreckte sich seine Kunst nicht weiter als auf Gesichter der niederträchtigsten Classe von Henckersknechten[15], die mit Wollust martern, und auf Priester Gestalten[16], auf deren wohlgemästeten Bäuchen und Wangen, Eigendünkel, Bosheit, Heucheley und Verfolgungssucht ruht; von Verkürzungen wußte er ganz und gar nichts, von der Perspecktiv noch weniger und seine Landschaften[17] sind eckelhaft und unerträglich. Albrecht Dürers Zeichnung im Gegentheil ist richtig und der Natur getreu obgleich ohne Wahl, ohne Kenntnis der Anticken und noch immer etwas in Gottischem Geschmack;[18] seine Gewänder sind vortreflich und dienten verschiedenen großen Italiänischen Mahlern Andrea des Sarto und Guiacomio Pontormi zum Muster; seine Compositionen sind gros, reich und voll Feuer; sein Ausdruck immer wahr und passend öfters auch edel, seine Landschaften sind meisterhaft und sein Colorit wäre ganz Natur wenn seine Umrisse weniger hart und Licht und Schatten besser vertheilt wäre.[19] Die Reglen der Perspecktiv[20] waren ihm vollkommen bekannt, ob er sie gleich in seinen Wercken nicht immer ausübte und die Luft Perspecktiv ganz versäumte. Nirgends läßt sich die Vergleichung zwischen diesem großen Künstler und seinen Vorgängern besser anstellen, als in der Antonier Kirche zu Isenheim, welche viele Vaterländische Alterthümer merckwürdig machen und in der man nebst verschiedenen der besten *(guten)* Arbeiten Martin Schöns[21] ein Altar-Gemählde antrift, das die gemeine Sage Albrecht Dürern zuschreibt, das seiner in jeder Rücksicht würdig und wenigstens vollkommen in seinem Geschmacke *(seiner Manier)* ist. Zwar findet man auf demselben weder seinen Nahmen noch sein Wappen oder eine Jahrzahl. Auf der hintern Seite des Altars stehen blos folgende altteutsche Verse.[22]

Dise Kunst kumdt von Gottes Gunst
wanns Gott nit guntt so ists umsunst
Ein jeder dises Werck Gott loben sot
Dann diese Kunst kumt von Gott.
1578; Hagerich von Chur:

Wiewohl d'Kunst Gaaben Gottes sindt
ist Unverstandt jer gröster Feindt
Darumb wer solche nit verstät
allhie nichts zu urtheilen hat.
Abell Stymmer.

Aber der ganz modernen Buchstaben nicht zu gedenken, womit diese Verse geschrieben sind giebt es noch stärckere Gründe, um zu beweisen, daß Keiner von den unterschriebenen Mahlern die Altar Gemählde kan verfertigt haben. Der Name Hagerich von Chur ist in der Geschichte der Kunst ganz unbekanndt, und es ist unmöglich *(kaum glaublich)* daß man von einem Manne, der wie Füeßlin sich von diesen Gemählden ausdrückt eines der schönsten und vollkommensten Werke des XVI.ten Jahrhunderts verfertiget hat nicht die mindeste Nachricht haben, auch sonst nichts von seinen Arbeiten kennen solte.[23] Die grösten und besten Köpfe gelangen erst nach vielen mislungenen und halbgerathenen Versuchen zur Vollkommenheit; mit einem einzigen Meisterstuk hat noch keiner in der Mahlerey angefangen und zugleich aufgehört; und wenn dieses Wunder ja einmal geschehen wäre so müßte der Künstler gewis Epoche in der Geschichte gemacht haben. Abel Stymmer von Schaffhausen ist bekanndt sowie seine drey Brüder, von denen besonders der älteste Tobias Stymmer[24] ein vortreflicher Mahler und Kupferstecher gewesen; Abel aber mahlte nur auf Glas und hat vermuthlich seinen Namen blos deswegen hinter den Altar geschrieben, weil einige der meisterhaften Glasgemahlde dieser Kirche von seiner Arbeit sind. Die Gründe warum ich diese beyden Mahler nicht für die Verfertiger der Altar Gemählde halten kan, werden in meinen Augen unwiedersprechlich, da *(erhalten in meinen Augen dadurch neues Gewicht, daß)* der Erfolg meiner bisherigen Untersuchungen und Nachforschungen so unbefriedigend er auch ist, mich immer mehr auf Albrecht Dürern oder doch wenigstens auf seine Zeiten hinweiset. Die Bildhauer Arbeit womit die Stüle der Chorherren geziert sind, ist gänzlich in dem nämlichen Geschmack der Zeichnung und der Bekleidung wie das Gemählde, und einige Figuren derselben sind sogar den Statuen, die sich in dem inneren Theile des Altars befinden, vollkommen ähnlich. Zu dem siehet man auf dem Eingang der Chorstüle die Jahrzahl 1493.[25] um welche Zeit Dürer schon als Mahler, Bildhauer und Kupferstecher sehr berühmt war. Diese Aehnlichkeit des Geschmacks in der Zeichnung der Gemählde und der Bildhauer Arbeit, bestärkt mich also ohnerachtet der Verschiedenheit der Jahrzahl um soviel mehr in der Meynung, daß beydes von dem nämlichen Meister sey, da es erwiesen *(mehr als wahrscheinlich)* ist, daß Abel Stymmer die Glas Gemählde verfertigt und wahrscheinlich, daß der ganz unbekannte Hagerich von Chur ihm in dieser Arbeit geholfen habe. Ob aber Albrecht Dürer dieser Meister seye, kan und will ich nicht entscheiden[26]; so sehr ich auch davon überzeugt seyn mag. Soviel ist wenigstens gewiß, daß besonders das außere Altar-Gemählde[27] in Erfindung, Zeichnung und in allem, was einen Künstler caracterisiren kan, in Dürers Geschmak ist; daß man über einem andern Gemählde auf der innern Seite des ersten unter den Zierrathen eine offene Thür sieht, deren sich, wie ich mich erinnere, dieser Künstler als ein redendes Zeichen bedient, und daß endlich die allgemeine Sage, seit mehr als zwey Jahrhunderten, ihm diese merkwürdige Seltenheiten der Isenheimer Kirche zuschreibt. In jedem Fall bleibt den Gemählden doch immer ihr innerer Werth und mir ein wahres Vergnügen bey jedesmaliger Betrachtung[28] derselben gewis; Noch immer erinnere ich mich der lebhaften Freude, die mir ihr erster Anblick gewährt hat und ich erneuere das Andenken daran so gerne, daß ich es wage eine Beschreibung der verschiedenen Gemählde *(Stücke)* dieses Altars zu liefern.[29] So unvollkommen sie auch seyn wird und wie alle Beschreibung dieser Art seyn muß, so wird sie doch wenigstens hinlänglich seyn einigen Begrif von der Schönheit und dem Werth eines Werkes *(einer Arbeit)* zugeben, das weder nach Verdienst gekannt noch geschäzt wird. In der Kirche sind verschiedene Gemählde Martin Schöns, die mir als ich sie zum erstenmal sah um soviel merkwürdiger waren, da ich ohne mich nach dem Chor umzusehen die Gemählde Albrecht Dürers, von denen ich schon viel gehört hatte, unter ihnen suchte. So schön aber einige derselben sind und so vortreflich und bewundernswürdig mir besonders für die damaligen Zeiten Zeichnung und Colirit an einem Christus Kind[30] schienen, so konnte ich ihnen doch in der Folge, da das Chor geöfnet[31] wurde und ich den Hoch-Altar einmal gesehen hatte, nur noch flüchtige Blicke schenken. Ueber diesem Hoch-Altar sind zwey doppelte Thüren eine hinter der andern, die auf beyden Seiten gemahlt sind und sechs Gemählde enthalten, weil auf der aussern Seite der verschlossenen Flügel nur ein Stuck[32] ist. Zu beyden Seiten des Altars gehen noch zwey bevestigte Flügel heraus, mit denen also diese kleine Gallerie[33] aus acht Gemählden besteht, zu denen man noch an Bildhauer Arbeit die hinter den Flügeln in dem innern des Altars sich befindende drey Statuen in Lebensgrösse, verschiedene in halb Lebensgrösse[34] und dreyzehn in halben Figuren rechnen muß. Die Gemählde auf den geschlossenen Flügeln haben etwa 8 bis 9 Fuß[35] in der Höhe und ohngefähr eben soviel in die Breite, die auf der innern Seite der geöffneten Flügel haben die nämliche Höhe und die Hälfte der Breite.

I.tes Gemälde auf den geschlossenen außern[36] Flügeln

Christus Tod am Creuz, unten an demselben auf der rechten Seite[37] des Gemählds die Mutter Gottes, Johannes und Maria Magdalena, auf der linken Seite Johannes der Täufer und ein Opferlamm mit dem Kelch und Fahnen[38]. Die Figuren in Lebensgrösse obgleich ohne proportion[39] unter einander. Die Zusammensezung dieses Gemähldes ist neu, einfach und erhaben, die Stärke und Wahrheit im Ausdruck des Ganzen sowohl, als der einzelnen Theile so trefend, daß man es ohne die innigste Rührung und Theilnehmung nicht betrachten kan. Der Mahler hat den Augenblick gewählt, da Christus sein Haupt neigte und verschied. Dieser Augenblick des Hinscheidens ist nicht nur in der ganzen Christus Figur, sondern auch hauptsächlich in der Wirckung, die die traurige Begebenheit auf die dabeystehende Mutter und Freunde thut, sichtbar. Christus hängt am Creuze mit ganz niedergesenktem Haupte, welches die Zeichnung des obern Cörpers und der Arme um so viel schwerer aber auch um so viel schöner macht da die ein wenig zu dünnen Arme ausgenommen alles und besonders der Ausdruck der Musklen und Sennen[40] vortreflich wohl gerathen ist. An den geschlossenen Augen sieht man daß sie der Schmerz noch vor dem Tode erlöschen machte; das ganze Gesicht ist edel selbst bei den sichtbaren Wirckungen nie gefühlter Leiden. In dem Mund und in den Fingerspizen ist ein Zug, der allein den Mahler verewigen würde wenn auch sonsten nichts von dem Gemählde übrig geblieben wäre; der Sterbende öfnet in der Todes Angst den schon halbwelcken Mund nach Erholung, das lezte Streben der sinkenden Natur verursacht Zückungen die sich bis in die äußersten Fingerspizen verbreiten – er stirbt, und die Finger bleiben *(selbst im Tode)* wie in Zückungen gekrümmt und der Mund, wie schwer und ängstlich athmend, halb geöfnet. Der übrige Cörper ist gut und richtig gezeichnet, nur daß die Beine etwas zu dick und die Füße zu plump sind ein Fehler in den diejenigen sehr leicht verfallen, die *(die Künstler der damaligen Zeit um so viel eher verfielen da sie)* die Natur ohne Wahl und ohne Kenntniß der Anticken studirten.[41] Das Colorit ist durch aus gut und *(nur sind die)* die von der Geisselung verursachte Wunden sind in der möglichsten *(mit einer bis zum Eckel wahren)* Mannigfaltigkeit theils noch blutend, theils schon halb geheilt theils nur geschwollen bis zum Entsezen wahr gemahlt, und sogar das Holz am Creuz scheint wahres Holz zu seyn. Unten am Creuze kniet Maria Magdalena die Hände ringend im äussersten Ausdruck des Schmerzes. Unter einem durchsichtigen Schleyer der ihr das halbe Gesicht bedeckt sieht man ihre rothen verweinten Augen starr und verzweifelnd auf Christum gerichtet. Das unordentliche und gut drappirte Gewand, die zerstreuten Haare und die heftige Bewegung in den Armen würde diese Figur vortreflich machen, wenn sie nicht in proportion *(Verhältniß),* mit den übrigen etwas zu klein wäre. Auf der nämlichen Seite, aber etwas weiter vom Creuze entfernt, stehen Maria und Johannes die herrlichste Gruppe in Zeichnung und Ausdruck die man nur sehen kan. Es scheint als ob jemand von den Beystehenden ausgerufen hätte: Nun ist er Tod! Die liebende Mutter unterliegt der Gewisheit des schon lange befürchteten Augenblicks und sinkt ohnmächtig in die Arme Johannis zurük. Sie sinkt so schnell, so bewußtlos, so tod dahin, daß man bey jedem Blick auf das Gemählde sie glaubt fallen zusehen, und dem betäubten Jünger Christi kaum Kräfte genug zutraut sie aufzuhalten. Johannes beschäftigt sich ganz mit ihr, dieser neue Zufall ruft ihn von dem geliebten Meister ab, und verbreitet über sein Gesicht einen Ausdruk des Schrekens, der dennoch auf seine vorhergehende Empfindungen schliesen läßt.[42] Ich habe schon mehr Gemählde gesehen in denen Johannes die niedersinkende Maria unterstützt, immer blikt er, selbst bey Rubens und anderen grosen Mahlern[43], auf Christum, aber weit wahrer und natürlicher scheint es mir daß ihn unser Künstler bey einem neuen und plözlichen Fall, des vorigen Schmerzes, wenigstens auf einen Augenblick vergessen macht. Gerne mögte ich die Zeichnung an seinen Schultern und Armen Tadlen wenn nicht die vortrefliche Figur die sie umschlingen und ihr selbst in der Todesblässe vollkommen schönes Gesicht alle meine Blicke auf sich heftete, und mir nicht sogar den Fehler des meisterhaft gemahlten, aber weisen Oberkleids der Mutter Gottes, das so wie die ganze Gruppe die Hauptfigur verdrängt, verbärge. Auf der linken Seite des Gemähldes steht Johannes der Täufer, ein ofenes Buch in der einen Hand mit der andern auf Christum deutend; unter dem ausgestrekten Arm stehen die Worte: illum cresscere[44] oportet, me autem minui. Johannes der Täufer nimmt auf der linken Seite Plaz ein den der Liebling Christi und die Mutter Gottes auf der rechten einnehmen, und das Opferlamm steht unten am Creuz der Maria Magdalena gegen über. Beyde allegorische Figuren sind gewis nicht überflüßig; sie deuten auf eine geschickte weise das Geheimnis der Erlösung an und erhalten das Gemählde in dem vollkommensten Gleichgewicht.[45] Die beyden aussern Flügel auf denen die Creuzigung ist, werden in der Mitte grad wo sich ein Arm Christi an den Cörper anschließt[46], geöfnet und entdecken zu rechten und linken die auf der andern Seite desselben sich befindenden Gemählde, und zu gleicherzeit die beyden innern Flügel.[47]

I.^{tes} Hinter Gemählde der außern Flügel auf der rechten Seite

Die Verkündigung Mariä. Dieses Gemählde ist in Geschmack, Erfindung und Zeichnung weit unter dem vorigen. Der Engel, dessen ganze Gestalt sehr materiel aussieht, und dessen schweres zu boden ziehendes Gewand, das über der Erde schweben das der Mahler hat anzeigen wollen, unmöglich macht, streckt mit einer unbedeutenden Bewegung Arm und Hand gegen die Heil. Jungfrau aus die statt des reinen unschuldigen Erstaunens seinen Gruß mit einer Mine des Unwillens und des Schreckens, die bis zur Grimasse steigt, empfängt. Das hochrothe in dem Gesicht und in den Haaren des Engels, so wie in den Gewändern beyder Figuren, so gut übrigens der Jungfrau ihres drappirt ist thut eben nicht die besten Wirckung. Übrigens ist dieses Stück außerst fein und fleisig gemahlt, und was in den Figuren an Wahrheit des Ausdrucks vermißt wird, findet man in einem so viel höhern Grad in der Architektur des Zimmers[48] in einigen Geräthschaften und Büchern von denen besonders ein aufgeschlagenes neues Testament[49] bis zur vollkommensten Täuschung wahr gemahlt ist.

Das II.^te Gemählde auf der Linken Seite: Die Auferstehung Christi

Christus schwingt sich leicht triumphirend aus dem Grabe gen Himmel. der obere Theil des Cörpers ist in dem lichtesten Glanze seiner Verherrlichung, ganz mit dem Licht vereinigt und nur noch in den äußersten und feinsten Umrissen sichtbar. Nur Schade daß dieser Glanz zu Circkelförmig und der untere Cörper, besonders die Knie sehr unrichtig gezeichnet sind. Von den Soldaten die am Grabe niederstürzen sind die beyden Vordersten in Zeichnung und Colorit ausnehmend schön und wahr, in einiger Entfernung sieht man einen dritten, der aber ohne die mindeste degradation der Tinten gegen alle Reglen der Luft Perspecktiv gemahlt ist und in Vergleich mit den andern einem Zwerg und nicht einer durch die ferne verkleinerten Figur ähnlich sieht. Hätte der Mahler das Helldunckle gekannt und seinem Lichte grösere Massen von Schatten entgegen gesezt, so würde dieses Gemählde eine um so viel auser ordentlichere Wirckung thun, da eine glückliche Erfindung und erhabene Zusammensezung es auch ohne diesen Vorzug schon bewundernswürdig machen.

Außeres Gemählde[50] *auf den inneren geschlossenen Flügeln*

Die Jungfrau Maria sizt mit dem Jesus Kind in einer Landschaft die etwas noth gelitten aber noch schöne Theile und wohlgewählte Lagen zeigt. Mit dem Ausdruck der zärtlichsten Liebe blickt die Mutter auf das Kind herab das in jeder Rücksicht meisterhaft gemahlt ist. Sein Fleisch ist wahres Fleisch, seine Bewegung wahres Leben. Gerne vergißt man den verzeichneten Hals und Schulter der Mutter bey ihrem im grösten Geschmacke drappirten Gewand, und bey dem herrlichen Gedanken, den Kopf des Kindes ohne ihm einen Schein zu geben[51] so glänzend zu machen, daß er wie ein leuchtender Körper alles, was um ihn ist und besonders die Fingerspizen der Mutter auf das künstlichste erhellt und ganz durchsichtig macht. Über der Jungfrau, sieht man, in der grösten Entfernung hoch in den Wolcken, Gott den Vatter mit dem ganzen Himmelsheere. Gegen über wird ihr wie in einem Gesicht die künftige Verehrung und Herrlichkeit die sie zu gewarten hat, gezeigt.[52] In einem reich geschmükten Saal von sehr schöner Architektur *(so genanter gothischer Bauart)* stimmen die Himmelsbewohner, mit allen musicalischen Instrumenten begleitete,

Lobgesänge zu Ehren der Heiligen Jungfrau an, die in verschiedenen Gestalten angebetet und verehrt wird. Einige gute Beleuchtungen, edle Engelsgestalten und die geistige Gesichtsmäßige Behandlung des ganzen, halten für die Rosenfarbichte, abscheulich verzeichnete, Baßgeiger mit Engelsflügeln schadlos. Die Wiege und ein Kübel mit nasser Wasche zu den Füsen der Jungfrau sind ganz Natur und würdens noch mehr seyn, wann Licht und Schatten in größeren Massen und besser vertheilt wären.[53]

I.tes Hinter Gemählde der innern Flügel auf der Linken Seite[54]

Die Versuchung des Heil. Antonius. Schaaren weis stürmen die Teufel von allen Seiten auf den armen Heiligen zu, den einige derselben auf dem Boden liegend herumzerren. Die lebhafte Einbildungskraft des Mahlers zeigt sich in der manchfaltigsten Erfindung der theils grotesken, theils scheußlichen Teufels-Gestalten von denen verschiedene um den quaalvollen Zustand der bösen Geister anzuzeigen, ganz mit Geschwüren übersäet sind[55], andere aber, mitten in der Beschäftigung den Heiligen zu ängstigen von den schrecklichsten bis zum Abscheu wahr ausgedrukten, Schmerzen, überfallen werden. Der sehr fein gemahlte Kopf des Heiligen ist etwas zu klein und ohne Ausdruck. Haar und Bart aber und besonders das Gewand vortreflich. Einige alte halb zerfallene Gebäude[56] in der Ferne auf denen noch unzählige Teufel herumschwärmen, schicken sich sehr gut zu dieser Scene. Alle Gemählde sind zwar sehr gut erhalten, aber dieses ist noch so frisch und die Farben so lebhaft als wenn sie so eben wären aufgetragen worden.[57]

II.tes Hinter Gemählde der innern Flügel auf der rechten Seite

Der Heil: Antonius mit dem H. Paulus dem Einsiedler in der Wüsten. In einer wohlgewählten und meisterhaft nach der Natur colorirten Landschaft, der zwey gegen einander überstehende bemooste Felsen, zwischen denen durch man die entferntere Lagen sieht, und einige mit Moos und andern Kräutern bewachsene, halb entblätterte Bäume[58] das vollkommene Ansehen einer Wüste (darunter: *tiefen Einsamkeit aber keiner Wüste)* geben, sizen die Ehrwürdigen Greise halb nackend und blos mit Schilf bekleidet[59] an dem Rand einer Quelle. Ihre Gesichter drücken Ernst und stilles Bewußt seyn der besonderen Gnade Gottes aus, und Sachen von der grösten Wichtigkeit scheinen der Gegenstand ihrer Unterredung zu seyn. Um die Quelle sind verschiedene, nach der Natur gemahlte, Pflanzen und Blumen[60], die so wie alles übrige bis in das geringste détail ein wässerichtes Erdreich anzeigen. Die Greise sind bis auf die Haare an den Armen und Beinen äußerst fein und wahr gemahlt aber in einem etwas gothischen Geschmack der Zeichnung. Der Rabe der das Brod bringt ist abscheulich, desto schöner aber einige in der Entfernung weidende Hirsche[61]. Nach der Creuzigung ist dieses Gemählde meiner Einsicht nach wegen der vortreflichen ganz in dem titianisch. Geschmack gemahlten Landschaft, das schönste und merkwürdigste.

I.ter Bevestigter Flügel auf der rechten Seite des Altars[62]

Der Märtyrer Tod des Heil: Sebastians in Lebensgrösse. In einem verschlossenen Ort steht der Heil: an einer Säule angebunden[63] mit verschiedenen Pfeilen durchschossen.[64] Ein Engel[65], den man in der Ferne durch ein offenes Fenster sieht eilt in vollem Flug mit der Märtyrer Crone auf ihn zu. Der ganze Cörper ist äusserst fleisig und wahr gemahlt, Haar und Bart aber, sowie die ganze Ausführung des Kopfs, unverbeßerlich. Die Figur ist übrigens im höchsten Grad unedel, man erkennt in derselben eben so wenig einen Heiligen als einen Sterbenden, sondern blos das Ausdrucksleere, gefühllose Bildnis eines rothköpfigten Bauers[66], der vermuthlich dem Mahler zum Modell gedient hat[67]. Vortreflich ist eine kleine Ecke Landschaft, die man durch das Fenster sieht.

II.ter Bevestigter Flügel auf der linken Seite des Altars

Der Heilige Antonius im Bischoffs Ornat in Lebensgrösse. Eine meisterhaftgezeichnete und gemahlte Figur, voll edlen Anstands und Ausdrucks. In dem Gesicht, Bart, Händen und Gewand, überall herrscht die gröste Wahrheit und Kunst. Vorzüglich schön, ist noch ein Fenster mit einer zerbrochenen Scheibe durch die ein Teufel[68] seine Klauen nach dem Heiligen ausstreckt.[69]

In allen bisher angezeigten Gemählden bemerkt man augenscheinlich die nämliche Manier der Zeichnung und der Behandlung, aber in Ansehung der höheren Theile der Kunst, der Erfindung, Zusamensezung und Bedeutung, stehen die übrigen weit unter der Creuzigung. Diese Bemerkung hat mich schon mehr als einmal auf den Gedanken gebracht, daß Albrecht Dürer blos das erste Gemählde, einer seiner Schüler aber die übrigen müße *(könne)* verfertigt haben.[70] Was dieser Muthmaßung einen noch höheren Grad der Wahrscheinlichkeit giebt, ist die Verschiedenheit der Mutter Gottes Bilder deren man drey auf den angezeigten Gemählden antrift. Dürer mahlte sie, wie bekannt vorzüglich schön und so ist in allen seinen Theilen das erste auf der Creuzigung auch sogar dem Ideal, das sich der Vater der teutschen Kunst von der Heil: Jungfrau schuf, ähnlich. Die auf dem Zweyten[71] und Vierten[72] Stuk sind ganz von der ersten verschieden und scheinen beyde nach dem nemlichen Modell, nach einer sehr blonden und nicht gar schönen Frauensperson gemahlt zu seyn.

Die Statuen in dem innern des Altars sind von Holz und nach der Natur gemahlt. Die Bildniße des Heiligen Antonius sizend und des Heil: Hieronimus neben ihm stehend sind in Lebensgrösse und wegen der feinen und meisterhaften Ausführung, besonders in den Händen, merkwürdig.[73] Der Heil: Antonius hat seine gewöhnlichen Begleiter, die Hirten[74] und Schweine bey sich. Die kleinere Bildnisse in halben Figuren stellen den Heyland mit seinen Jüngern vor. Einige derselben sind bis zur Täuschung wahr und lebendig, alle aber gleich den Grosen so äußerst fleisig und genau ausgearbeitet, daß sie nebst den Gemählden zu denen man noch eine Begräbnis Christi[75], die die Kleineren Statuen bedeckt, rechnen muß, diesen Altar zu einer der merckwürdigsten und seltensten Gallerien des XVI.[ten] Jahrhunderts machen.

Anmerkungen

1 Nach Zülch I, 382–385. Vgl. o. S. 12.

2 Irrtümlich für Cyriakus.

3 Cyriakus.

4 Zülch gibt (in Anlehnung an Schmid II, 303) die unbekannte Märtyrerin des Heller-Altars mit »R.« wieder (ebenso Sarwey, 106 und Lücking I, 263). Richtig ist »N.« = nomen: vgl. Lauts, 16 und Decker, 20.

5 Vermutlich von Franz Christian Lerse. Zu Lerse vgl. Legin / Schäfer sowie

Schmid II, 105. Johann Wolfgang von Goethe charakterisiert seinen Jugendfreund gemeinsamer Straßburger Semester (Lerse war seit dem 8. Juni 1770 an der Theologischen Fakultät in Straßburg immatrikuliert) im Rückblick im Neunten Buch in *Dichtung und Wahrheit* (Aus meinem Leben) als einen »genaue(n) junge(n) Mann«, von dessen Sorgfalt in persönlichen Dingen ausgehend »er auch nach seinem Beispiel alles im gemeinen Leben (verlangte)«. Im *Götz von Berlichingen* »fühlte ich mich veranlaßt, unserer Freundschaft ein Denkmal zu setzen und der wackern Figur, die sich auf so würdige Art zu subordinieren weiß, den Namen Franz Lerse zu geben.« Der Beschreibung des Altarwerkes durch Franz Christian Lerse kommt deswegen eine herausragende Bedeutung zu, weil sie die einzig erhaltene Beschreibung ist, die unmittelbar vor den Eingriffen der Französischen Revolution in Kultus und Kultur entstanden ist und uns einen dokumentarischen Eindruck vom originalen Zustand des Werkes vermittelt. Vgl. auch Josten, 38.

6 Bibliothèque Municipale Colmar, Ms 761–1(2). Abgedruckt bei Schmid II, 329–338 und (gekürzt um die Einführung zur italienischen Malerei und die Ausführungen zu Hagerich von Chur und Abel Stymmer sowie in einzelnen Abweichungen in der Orthographie) bei Zülch I, 386–390. – Lerses Orthograhie ist nicht durchgängig gleich. Er wechselt bisweilen in Klein- und Großschreibung, im Gebrauch der Konsonanten ck/k, ß/s, ß/ss, th/tt usw. desselben Wortes. Die Zeichensetzung (z. B. Semikolon während eines Sinnzusammenhanges, Relativsätze werden nicht durch Kommata gekennzeichnet usw.) ist bisweilen irritierend. Die »Handschrift (ist *R. M.*) aus der zweiten Hälfte des 18. Jahrh. Sieben Foliobögen nur leicht mit einem Seidenbändchen verbunden. Ein Bogen trägt den Titel und dient als Umschlag. Die übrigen enthalten auf ihren 24 Seiten den Text ... Der Text macht den Eindruck einer Reinschrift, einige Stellen aber sind unterstrichen und dafür am Rande andere genauere Varianten beigesetzt; wir haben diese endgiltige Form in Klammern beigesetzt« (Schmid II, 329).

7 Das im 16. Jahrhundert getragene Wams oder Mieder, [Unter-]jacke.

8 Lerse denkt hier an die Auswirkungen des Bauernkrieges auf das Kunstschaffen.

9 Hier beginnt Zülch mit der Wiedergabe des Berichtes (aaO. I, 386).

10 Es nicht auszuschließen, daß Lerse an die *Maria im Rosenhag* denkt. Zur *Maria im Rosenhag* vgl. Der hübsche Martin. Kupferstiche und Zeichnungen von Martin Schongauer, 68–70.

11 *Der Dominikaner-Altar*, vgl. Der hübsche Martin, 74–79.

12 So befanden sich z. B. 1781 in der Antoniterkirche in Isenheim noch die Flügel des *Orlier-Altars* (vgl. Der hübsche Martin, 66f).

13 Im folgenden bezieht sich Lerse auf Tafeln des *Dominikaner-Altars* (Geöffneter Altar); hier: Christus im Limbus (Descente aux limbes).

14 Himmelfahrt Christi (Ascension); Pfingstfest (Pentecôte).

15 Gefangennahme; Christus vor Kaiphas (Le Christ devant Caiphe); Geißelung (Flagellation); Dornenkrönung (Couronnement d'epines); Kreuztragung (Portement de Croix).

16 Christus vor Kaiphas (Le Christ devant Caiphe).

17 Geschlossener Altar: Besuch (Visitation).

18 Lerse ist als Kind seiner Zeit nicht unabhängig von der nach »Idealen

begierigen Zeit des beginnenden Klassizismus« (Hausenberg, 55). »Man merkt es ihr (der Altarbeschreibung, R. M.) wohl an, daß der Verfasser, dem ein starkes Interesse für Kunst eigen ist, in jenem Kreise verkehrt hat, dem die Schönheit und Größe des straßburger Münsters lebendig geworden war und der der aufklärerischen Kunstauffassung eine neue, tiefere entgegensetzte. Freilich, eine gewisse rationalistische Weisheit kann er nicht verleugnen, sie geht in manchem mit der klassizistischen Theorie der bildenden Kunst zusammen« (aaO., 52). So sehr ihm das »Gothische« im Sinne eines Minderwertes verdächtig war (vgl. seine Beschreibung der beiden Greise der Zweiten Öffnung), so sehr bleibt er in seiner Renaissanceästhetik befangen.

19 Hausenberg (56): Lerse »weiß nichts von dem malerischen Sehen eines Meisters wie Grünewald und trennt die Farbe von der Zeichnung, also vom Gegenstand.«

20 »Wichtige Bildzusammenhänge innerhalb des Isenheimer Altars gar, die wesentlich von einer bewußten Perspektivität bestimmt sind, blieben bis heute beinahe ganz unbeachtet oder wurden schwankend auf verschiedene Weise ausgelegt« (Harnest, 247).

21 Am Rande ist angemerkt: »oder seiner Schüler«.

22 Vgl. dazu o. S. 49.

23 Schmid (332) merkt an: »Es kann mit diesem Zitat kaum etwas anderes gemeint sein als die Notiz von Joh. Caspar Füeßlin, Geschichte der besten Maler in der Schweiz Bd. IV, 1774, Zugabe S. 221 über Hagerich von Chur ›Der Altar ist mit Flügeln versehn, wodurch das Mittelblatt, welches von der ersten Schönheit des XVI. Jahrhunderts ist, eingeschlossen wird‹. Da der Verfasser der Anzeige glaubt, daß Gemälde und Skulpturen von einer Hand sind, macht diese Annahme auch keine Schwierigkeiten. Auch bemerkt F., daß die Flügel ›gleichfalls viel Verdienste haben‹. Das Zitat geht dann fast wörtlich in das 3. Suppl. von J. R. Füeßlins Allg. Künstlerlexikon und wörtlich in dessen 2. Aufl. v. 1779 über.« Vgl. auch Escherich I, 11; Hausenberg, 50; Zülch I, 386.

24 Vinzens Steinmeyer erwähnt 1620 diesen »Tobias Stimmer von Schaffhausen« in seiner Vorrede zu einer Ausgabe alter Holzschnitte aus dem Beginn des 16. Jahrhunderts (Schmid II, 295.266.293.298–300).

25 Ein Fragment des Chorgestühls befindet sich im Museum Unterlinden. Abb. in: Haering, 58; vgl. auch Schmid II, 97f.193; Zülch I, 134.

26 Lerse, dem Goethe Genauigkeit und Sorgfalt nachsagte, ist vorsichtig genug, die Zuweisung des Altars zu Dürer aufgrund der »gemeine(n) Sage« ohne weiteres fortschreiben.

27 Lerse meint die Kreuzigung (s. u. seine Zusammenfassung).

28 Franz Christian Lerse »hat zwischen 1777 und 1793« (Scheja, 44) mehrmals den Altar betrachtet. Vgl. auch Hausenberg, 51; Zülch I, 386.391. Am 24. Januar 1781 hielt er in Colmar einen Vortrag über den Altar. 1793 wechselte Lerse nach Wien (Vöslau). Zuvor war er mehrere Jahre Archivverwalter und Bibliothekar in Colmar (vgl. Josten, 38; Hausenberg, 57). Während der Revolution war Lerse Befehlshaber der Colmarer Nationalgarde gewesen.

29 M. E. deutet Lerse hier an, daß er die Beschreibung des Altars aus dem Gedächtnis vornimmt, also nicht an Ort und Stelle. Einzelne Auslassungen in der Beschreibung oder Verschiebungen in der Wahrnehmung lassen den

Eindruck zu, daß Lerse seine Aufzeichnungen nicht mehr am Original überprüft hat. Im folgenden wird deutlich, daß Lerse etliche (nicht unwesentliche) kleinere oder größere Details des Altarwerkes entweder unkorrekt oder gar nicht wiedergibt. Interessant ist, daß sich seine Fehlerquote (ca. 30 Fehlangaben) entsprechend den Wandlungen ausgehend vom Geschlossenen Altar (den er ohne Standflügel und Predella beschreibt) über die Erste bis zur Zweiten Öffnung und der abschließenden Beschreibung der Standflügel qualitativ wie quantitativ steigert. Via negationis unterstreicht er damit seine Einschätzung, daß ihm die Kreuzigung das wichtigste Bildnis des Altares war, während er die Öffnungen (bis hin zu den etwas flüchtig beschriebenen Standflügeln) in der Wahrnehmung vernachlässigte.

30 Orlier-Altar (Geöffneter Altar): Der hübsche Martin, 67.

31 Zur Rekonstruktionsdebatte vgl. o. S. 45ff.

32 Lerse zählt also die Kreuzigung mit Johannes dem Täufer und Maria, dem Jünger Johannes und Maria Magdalena (GA) wie das Engelskonzert und die Menschwerdung (1Ö) je als eine Tafel: 1 Kreuzigung; 2 Verkündigung; 3 Auferstehung; 4 Menschwerdung und Engelskonzert; 5 Versuchung; 6 Besuch Antonius-Paulus; 7 Sebastian; 8 Antonius.

33 Indem Lerse das Altarwerk als eine »Gallerie« bezeichnet, unterliegt er der Gefahr, den Altar lediglich als die Summe einzelner Gemälde zu betrachten und so die Gemälde in ihrer aufeinander bezogenen Konzeption im Sinne eines Bildprogrammes recht eigentlich zu verfehlen. Obwohl er das Altarwerk noch in seinem unversehrten Zustand und am originalen Standort gesehen hat, zerlegt er in seiner Beschreibung sozusagen den Altar in seine einzelnen Bestandteile (vgl. auch Hausenberg, 57), ohne sie durch seine Betrachtung in ihrer Gesamtkomposition würdigen zu können.

34 Zu Füßen des Augustinus befindet sich eine Skulptur des Vorgängers von Guido Guersi, Jean d'Orlier, zu Füßen des Antonius zwei (Votiv-)Figuren: ein Bauer (mit einem Hahn) und ein Bürger (mit einem Schwein).

35 Zu den Maßen des Altars vgl. Geissler: Der Altar, 44.

36 Mit »äußern« gebraucht Lerse eine Dublette zu »geschlossenen« = GA (Kreuzigung).

37 Lerse gebraucht, wenn er sich mit seiner Beschreibung innerhalb des Bildes aufhält, die Seitenangaben im heraldischen Sinne: die Seitenangaben »links« oder »rechts« erfolgen aus dem Bild heraus und müssen für den Betrachter entsprechend umgesetzt werden.

38 Das Lamm trägt keine Fahne, sondern ein Kreuz.

39 Zur Frage der Proportionen im Kreuzigungsbild vgl. o. Anm. 289.

40 = Muskeln und Sehnen

41 Bei aller lebendigen Bewunderung enthält die Anzeige eine Menge kritischer, verbessernder Bemerkungen ähnlicher Art (Hausenberg, 55).

42 Allein diese Beobachtung macht die Beschreibung von Lerse so außerordentlich wertvoll!

43 Z. B. Rogier van der Weyden: Die Kreuzigung Christi, um 1440–1445 – Öl auf Holz, 95,5 x 73 cm – Wien, Kunsthistorisches Museum. Auch im Museum Unterlinden in Colmar befindet sich eine der Wahrnehmung Lerses entsprechende Kreuzigung (Meister der Jakobslegende?), Ende 15. Jahrhundert, Holz, 130,5 x 151,5 cm.

44 Statt »cresscere«: »crescere«.
45 Die Salbbüchse bleibt unerwähnt.
46 Diese Angabe ist unpräzise. Der Geschlossene Altar öffnet sich entlang des Kreuzstammes, der sich ganz im rechten Bild befindet.
47 Lerse übergeht an dieser Stelle seiner Beschreibung sowohl die Predella (Grablegung) als auch die beiden Standflügel (Antonius und Sebastian) und wandelt den Altar von der Geschlossenen Darstellung (Kreuzigung) sogleich in die Erste Öffnung.
48 Das Verkündigungsbild stellt eine Sicht aus einem mehrschiffigen Langhaus in einen Chorraum dar, so daß drei Räume sichtbar werden (vgl. zu den Raumverhältnissen Sarwey, 52f.57).
49 Hier irrt Lerse. Die Textstelle des aufgeschlagenen Buches ist eine alttestamentliche Prophetie: Jes 7,14.
50 Lerse beschreibt nun die Mitteltafel der Ersten Öffnung: Menschwerdung und Engelskonzert.
51 Lerse irrt: Das Kind trägt eine Aureole.
52 Lerse deutet die Maria des Engelskonzertes also als Maria aeterna. Eine andere Deutung sieht in ihr die Maria in Erwartung. Die Deutung Lerses wurde u. a. von Scheja aufgenommen (aaO., 44.46). Vgl. zur Diskussion: Marquard I, 116f.
53 Lerse übergeht den *Topf* im Vordergrund der Menschwerdungstafel zwischen *Bottich* und *Bett*. Zur Bedeutung dieses Details vgl. o. S. 56f.
54 Lerse durchbricht seinen gewohnten Rhythmus und beginnt nun mit der Versuchung, statt (analog zur Verkündigung der Ersten Öffnung) die Zweite Öffnung mit der Begegnung zwischen Antonius und Paulus zu eröffnen. Da Lerse das Altarwerk als »Gallerie« ausdeutet (und also keinen konzeptionellen Zusammenhang vermutet), ist sein Vorgehen zwar methodisch inkonsequent, für die Einzelbetrachtung jedoch unerheblich. Allerdings zeigt sich in der Auslegungsgeschichte des Altarwerkes an dieser Klippe m. E. etwas vom Verständnis oder Mißverständnis des Geheimnisses des Altarwerkes (vgl. o. S. 41–44).
55 Lerse deutet also auch den Kranken im Vordergrund als Dämon (vgl. dazu o. S. 50ff).
56 Es handelt sich um *ein* Gebäude, vermutlich hat Grünewald die zerstörte Klause des Einsiedlers dargestellt.
57 Diese Bemerkung ist von nicht zu unterschätzender Bedeutung für den anzunehmenden Brauch der Öffnungen des Altars. Indem Lerse 1781 die Frische der Farben gerade der Zweiten Öffnung hervorhebt, drängt sich der Verdacht auf, daß die Zweite Öffnung (entgegen der Konzeption des Bildprogramms und des liturgischen Programms des Altars [vgl. o. S. 42f]) mehr und mehr im Laufe der Ordensgeschichte in den Hintergrund trat und die Kreuzigung bzw. die Erste Öffnung vorrangig zu sehen waren. Das würde bedeuten, daß die Konzeptionsidee mehr und mehr nicht mehr erinnert wurde und der Altar in seinen Wandlungen (ausgehend von der Geschlossenen Darstellung) eine liturgische Eigendynamik entfaltete.
58 Die Bäume sind völlig kahl.
59 Nur Paulus ist mit einem Binsengewand versehen. Antonius sitzt ihm gegenüber im vollen Ornat.

60 Es handelt sich um Heilkräuter.

61 Im Hintergrund weidet ein Hirsch. Im Vordergrund, zwischen Antonius und Paulus, liegt eine Hirschkuh.

62 Bislang hatte Lerse »rechts« und »links« im heraldischen Sinne gemeint, da seine Beschreibung sich streng auf die Ikonographie des Gemäldes selbst bezog. Wenn er jetzt von »der rechten Seite des Altars« schreibt, ist zu fragen, ob er sich noch im heraldischen Deutungszusammenhang bewegt, oder – als Betrachter *vor* dem Altarwerk – eine Ortsangabe vornimmt (vgl. auch Testori / Bianconi, 90). Immerhin durchbricht er an dieser Stelle seine bisherige Systematik, so daß sich die Frage ergibt, ob er nach wie vor als Kronzeuge dafür angeführt werden kann, daß die Standflügel im Colmarer Museum 1965 nach seinen (im heraldischen Sinne verstandenen) Angaben umgestellt worden sind, nachdem sie zuvor so angebracht waren, daß Antonius in der Tat vom Betrachter aus links und Sebastian rechts angebracht waren (vgl. zur Diskussion: o. S. 45f sowie Harnest, 276f). Da Lerse die Standflügel – gemessen an den übrigen Beschreibungen – sehr nachlässig betrachtet hat (immerhin unterlaufen ihm in der Betrachtungswiedergabe 5 Fehlangaben), legt sich auf die Einschätzung, er habe die Anordnung der Standflügel korrekt wiedergeben, zumindest ein Zweifel. Bedenkenswert ist, daß die beiden Kommisäre Marquaire und Karpff in ihrem Bericht (»Rapport des C^{ns} Marquaire et Karpff dit Casimir Commissaires nommés par Arrêté du Directoire du District de Colmar, en date du 24. Vendémiare de l'An 3.« In: Schmid II, 345–354; der vom 15. Oktober 1794 datierte Bericht wurde vermutlich im Januar 1795 niedergeschrieben [vgl. Schmid II, 107]) das Altarprogramm jeweils durch die Wandlungen von links nach rechts beschreiben: 1) Verkündigung – Auferstehung; 2) Antonius und Paulus – Versuchung; 3) Standflügel: Antonius – Sebastian (vgl. Schmid II, 348–350).

63 Sebastian ist nicht angebunden. Das dreimal um die Säule gewundene und nach vorne verknotete Seil hält zwei Pfeile an der Säule befestigt.

64 Der Pfeil, der sich in die rechte Schulter gebohrt hat, ist ein anderer Pfeil als jener Pfeil, der (im Rücken des Sebastian) an die Säule angebunden ist. Die Pfeile bilden keine gerade Linie.

65 Es sind sechs Engel.

66 Oskar Hagen (II, 23) ergänzte (er zitierte offensichtlich aus dem Gedächtnis): der »rothköpfige deutsche Bauer« ...

67 Lerse weiß noch nichts von einer Debatte um ein mögliches Selbstportrait des Meisters in seinem Altarwerk oder um andere Spekulationen (vgl. o. S. 13 sowie Fraenger, 192f und Lücking I, 191f).

68 Exakt: eine Teufelin.

69 Die Beobachtung ist unpräzise: Die Teufelin hält in der rechten einen Knüppel. Mit der linken (gangränösen) Faust durchschlägt sie die Butzenscheiben.

70 Hier ist Lerse Opfer seiner einseitigen Gewichtung des Geschlossenen Altars sowie der Methode seiner Beschreibung, die jede Tafel wie einen eratischen Block behandelt: Hätte er eine konzeptionelle Idee für das Gesamtwerk, wäre er an dieser Stelle zwangsläufig zu einem anderen Ergebnis gekommen.

71 Seiner Zählung nach: die Maria der Verkündigungstafel.
72 Die Maria der Menschwerdung.
73 Augustinus (zur Rechten des Antonius stehend) bleibt unerwähnt (entsprechend auch die Stifterfigur: Jean d'Orlier).
74 Es handelt sich um einen Bauer (mit Hahn) und einen Bürger (mit Schwein).
75 Die Predella des Geschlossenen Altars und der Ersten Öffnung scheint auf Lerse keinen nachhaltigen Eindruck gemacht zu haben. In der Abfolge seiner Beschreibung wird die Grablegung keiner gesonderten Betrachtung für würdig befunden.

Literatur

15. Jahrhundert. Weltausstellung Sevilla 1992, hg. v. Raúl Rispa; César Alonso de los Rios, María José Aguaza, Milano 1992
Barth, Hans-Martin: Spiritualität, Bensheimer Hefte 74, Göttingen 1993
Barth, Karl: Der Römerbrief (Zweite Auflage), Zürich ¹⁰1967
ders.: Kirchliche Dogmatik III / 3, Zürich ²1961
ders.: Monsieur Karl Barth, que pensez-vous du diable et des anges?: Une interview exclusive de Marie-Claire Lescaze (26.11.1960). – In: Karl Barth (Gesamtausgabe Band 25), Gespräche 1959–1962, Hg. Eberhard Busch, Zürich 1995, S. 164–167
Bauch, Kurt: Der Isenheimer Altar, Königstein im Taunus 1951
ders.: Der Isenheimer Altar. Fotos: Erich Müller-Cassel, Königstein im Taunus 1967
Bauer, Veit Harold: Das Antonius-Feuer in Kunst und Medizin. Sitzungsbericht der Heidelberger Akademie der Wissenschaften, Supplement zum Jahrgang 1973, Berlin / Heidelberg / New York 1973
Baur, Christian: Der Isenheimer Altar; Grünewald – Leben und Werk. – In: Max Seidel, Grünewald. Der Isenheimer Altar, Stuttgart 1983 (Sonderausgabe 1988), S. 5–23.
Béguerie, Pantxika: Museum Unterlinden, Colmar. Der Isenheimer Altar, Strasbourg 1991
Behling, Lottlisa: Art. Grünewald. – In: RGG^3, II. Band, 1958, Sp. 1887–1889
dies.: Mathias Grünewald, Die Blauen Bücher, Königstein im Taunus 1969
Behre, Karl-Ernst: Die Ernährung im Mittelalter. – In: Mensch und Umwelt im Mittelalter ..., S. 74–87
Berger, John: Zweimal in Colmar: Der Isenheimer Altar, neu gesehen. – In: ders.: Das Leben der Bilder oder die Kunst des Sehens, Berlin 1993, S. 70–77
Bernhart, Joseph: Die Symbolik im Menschwerdungsbild des Isenheimer Altars, 1921
ders.: Erinnerungen 1881–1930, hg. von Manfred Weitlauff, Weißenhorn 1992

Beyer, Oskar: Art. Grünewald. – In: RGG², Bd II, 1928, Sp. 1500f.
Beyer, Victor: Das Straßburger Münster, Königstein im Taunus o. J.
Blum, Henri: Le Problème des Signatures de Grünewald. – In: Grunewald et son OEvre ..., S. 91–102
Bock, Franz: Die Werke des Mathias Grünewald, Studien zur deutschen Kunstgeschichte, 54. Heft, Straßburg 1904
Bodoni, Maristella und Franco De Poli: Galerie großer Meister – Grünewald, Stuttgart / Hamburg / München 1976
Bonhoeffer, Dietrich: Widerstand und Ergebung. Briefe und Aufzeichnungen aus der Haft. Hg. von Eberhard Bethge, Neuausgabe, München 1970
Boockmann, Hartmut: Das Leben in städtischen Häusern um 1500. – In: Mensch und Umwelt im Mittelalter ..., S. 194–206
Boos, Gerhard: ... durch seine Wunden sind wir geheilt. Eine Betrachtung zu Passions- und Osterbildern von Grünewald, Eschbach 1985
Borchert, Bruno: Mystik. Das Phänomen – Die Geschichte – Neue Wege. Hg. und aus dem Niederländischen übersetzt von Hugo Zulauf, Königstein im Taunus, 1994
Bornkamm, Heinrich: Martin Luther in der Mitte seines Lebens. Das Jahrzehnt zwischen dem Wormser und dem Augsburger Reichstag. Aus dem Nachlaß hg. von Karin Bornkamm, Göttingen 1979
Borries, Johann Eckart von: Bemerkungen zu der Karlsruher Grünewald-Zeichnung. – In: Grunewald et son OEvre ..., S. 187–194
Brecht, Martin: Der theologische Hintergrund der Zwölf Artikel der Bauernschaft in Schwaben, ZKG 85 (1974), S. 30–64
ders.: Martin Luther. Band 2, Ordnung und Abgrenzung der Reformation. 1521–1532, Stuttgart 1986
Brumter, Michèle: Der Isenheimer Altar, La Guerche-de-Bretagne 1984
Brunel, Pierre et Heck, Christian: Le choeur de l'ancienne eglise des Antonins et l'emplacement du retable d'Issenheim. – Le retable d'Issenheim ..., S. 140–144
Busch, Eberhard: Karl Barths Lebenslauf. Nach seinen Briefen und autobiographischen Texten, München 1975
Busch, Wilhelm: Zur ›Stuppacher Madonna‹ des Matthias Grünewald. – In: Mitteilungen. Museumsverein Bensheim, 2 / 1995, Nr. 33, S. 35–43
Chatelet, Albert: Unité ou diversité Théme du Retable d' Issenheim. – In: Grunewald et son OEvre ..., S. 61–68
ders.: Die Flügelaltäre im Werk Grünewalds. – In: Die Lindenhardter Tafelbilder von Matthias Grünewald. Kolloquium, 26. – 27. April 1977 in München, Bayerisches Landesamt für Denkmalpflege, Arbeitsheft 2, München 1978, S. 30–34
Das Lorscher Arzneibuch. Klostermedizin in der Karolingerzeit. Ausgewählte Texte und Beiträge, hg. vom Heimat- und Kulturverein Lorsch, Lorsch 1989

Decker, Bernhard: Dürer und Grünewald. Der Frankfurter Heller-Altar. Rahmenbedingungen der Altarmalerei, Frankfurt 1996
Denecke, Dietrich: Straße und Weg im Mittelalter als Lebensraum und Vermittler zwischen entfernten Orten. – In: Mensch und Umwelt im Mittelalter . . . , S. 207–223
Der hübsche Martin. Kupferstiche und Zeichnungen von Martin Schongauer, Unterlinden Museum Colmar, Colmar 1991
Die Legenda aurea des Jacobus de Voragine, aus dem Lateinischen übersetzt von Richard Benz, Gerlingen [11]1993
Dittmann, Lorenz: Der Lindenhardter Altar und das Frühwerk Grünewalds. – In: Die Lindenhardter Tafelbilder von Matthias Grünewald. Kolloquium, 26. – 27. April 1977 in München, Bayerisches Landesamt für Denkmalpflege, Arbeitsheft 2, München 1978, S. 21–29
Eco, Umberto: Das offene Kunstwerk, Frankfurt [6]1993
ders.: Kunst und Schönheit im Mittelalter, München / Wien [2]1993
Einem, Herbert von: Die ›Menschwerdung Christi‹ des Isenheimer Altars. – In: Arbeitsgemeinschaft für Forschung des Landes Nordrhein-Westfalen – Geisteswissenschaften, Heft 55 (36. Sitzung am 21. Dezember 1955 in Düsseldorf), Köln / Opladen
Escherich, Mela: Grünewald-Bibliographie (1489 – Juni 1914). Studien zur deutschen Kunstgeschichte, 177. Heft, Strassburg 1914
dies.: Bildnisse von Grünewald. – In: Zeitschrift für bildenende Kunst (Hg. Richard Graul), 62. Jg., Heft 5, Leipzig 1928 / 29, S. 116–120
Eschweiler, Jakob: Der Isenheimer Altar, Stuttgart 1948
Feurstein, Heinrich: Matthias Grünewald, Bonn 1930
Fiore, Gaspare de u. a.: Grünewald (Meisterwerke 27), Hamburg 1990
Fraenger, Wilhelm: Matthias Grünewald, München 1983
Franz, Günther: Der deutsche Bauernkrieg, Darmstadt [11]1977
Friedländer, Max J.: Grünewalds Isenheimer Altar (1908), 1919
ders.: Die Zeichnungen von Matthias Grünewald, Berlin 1927
Geissler, Heinrich: Der Altar – Daten und Fakten im Überblick. – In: Max Seidel: Mathis Gothart Nithart Grünewald. Der Isenheimer Altar, 1973, S. 38–44.271 (vgl. auch Max Seidel, Der Isenheimer Altar von Mathis Grünewald, 1990, S. 12–19.110)
ders.: Meister Mathis – Leben und Werk. – In: Max Seidel: Mathis Gothart Nithart Grünewald. Der Isenheimer Altar, 1973, S. 15–37.267–271 (vgl. auch Max Seidel, Der Isenheimer Altar von Mathis Grünewald, 1990, S. 24–64.110–112)
ders.: Kreuzigung – Verkündigung – Geburt – Auferstehung – Besuch – Versuchung – Altarschrein. – In: Max Seidel, Mathis Gothart Nithart Grünewald. Der Isenheimer Altar, 1973, S. 45–48.89–92.101–104 149–152. 163–166.177–180.203–206

Glück, Gustav: Die Kunst der Renaissance in Deutschland, den Niederlanden, Frankreich etc. Propyläen – Kunstgeschichte X, 1928
Gombert, Hermann: St. Stephansmünster zu Breisach, Regensburg [19]1994
Graul, Richard: Grünewalds Handzeichnungen, Leipzig 1935
Gronemeyer, Marianne: Das Leben als letzte Gelegenheit. Sicherheitsbedürfnisse und Zeitknappheit, Darmstadt 1993
Groner, Anton: Die Geheimnisse des Isenheimer Altares in Colmar, Studien zur Deutschen Kunstgeschichte, Heft 212, Straßburg 1920
Grunewald et son OEvre, Actes de la Table Ronde organisée par le Centre National de la Recherche Scientifique à Strasbourg et Colmar du 18 au 21 octobre 1974 (Société pour la Conservation des Monuments Historiques d'Alsace Société Schongauer), Strasbourg
Günther, Rudolf: Die Bilder des Genter und des Isenheimer Altars. Ihre Geschichte und Deutung. II. Teil: Die Brautmystik im Mittelbild des Isenheimer Altars, Leipzig 1924
ders.: Das Martyrium des Einsiedlers von Mainz. Ein verlorenes Gemälde Grünewalds. Mit Erläuterungen des Gegenständlichen in Grünewalds Kunst, Mainz 1925
Haering, Michel: Histoire d'Issenheim, Guebwiller 1992
Hagen, Oskar: Matthias Grünewald, München 1919
ders.: Matthias Grünewald, München [4]1923
Harnest, Joseph: Der Altar und das Raumproblem. – In: Max Seidel, Mathis Gothart Nithart Grünewald. Der Isenheimer Altar, 1973, S. 247–255.274–281 (vgl. auch Max Seidel, Der Isenheimer Altar von Mathis Grünewald, 1990, S. 98–101.114–117)
Hartmann, Marie Anne: Mathias Grünewald – Der Isenheimer Altar. Malerei und Spiritualität, Obernai 1994
Haug, Hans: Grünewald (Mathis Nithart), Paris / Dornach 1935
Hausenberg, Margarethe: Matthias Grünewald im Wandel der deutschen Kunstanschauung, Leipzig 1927
Hausenstein, Wilhelm: Der Isenheimer Altar des Matthias Grünewald, München 1919
Hayum, Andrée: Meaning and function of the Isenheim altarpiece: The hospital context. – In: Grunewald et son OEvre ..., S. 77–89
dies.: The Isenheim Altarpiece. God's medicine and the painter's vision. Princeton Univ. Press, 1993
Heck, Christian: Grünewald und der Isenheimer Altar, Colmar 1983
ders.: Les bâtiments de l'ancienne préceptorie des Antonins d'Issenheim. – In: Le retable d'Issenheim ..., S. 129–139
ders.: Martin Schongauer, Colmar 1985
Hegemann, Hans Werner: Matthias Grünewalds Isenheimer Altar, München 1958

Herbers, Klaus: Der Jakobsweg. Mit einem mittelalterlichen Pilgerführer unterwegs nach Santiago de Compostela, Tübingen [4]1991

Hilsenbeck, Bruno: Die Stuppacher Madonna des Mathis Gothardt Nithart – Matthias Grünewald und ihre Botschaft, Stuppach [4]1988

Hinz, Paulus: Deus Homo. Das Christusbild von seinen Ursprüngen bis zur Gegenwart, Band II, Berlin 1981

Hotz, Walter: Handbuch der Kunstdenkmäler im Elsass und in Lothringen, Darmstadt [3]1976

ders.: Meister Mathis der Bildschnitzer. Die Plastik Grünewalds und seines Kreises, Aschaffenburg 1961

Hütt, Wolfgang: Ist Gothardt-Neithardt der historische ›Grünewald‹? – In: Wilhelm Fraenger: Matthias Grünewald, 1983, S. 330–342

Huysmans, Joris-Karl: Matthias Grünewald, München 1923

ders.: Les Grünewald du Musée de Colmar. Des Primitifs au Retable d'Issenheim. Édition critique par Pierre Brunel, André Guyaux et Christian Heck, Paris 1988

Janssen, Walter: Mittelalterliche Gartenkultur. Nahrung und Rekreation. – In: Mensch und Umwelt im Mittelalter ..., S. 224–243

Jetter, Dieter: Grundzüge der Hospitalgeschichte, Darmstadt 1973

Josten, Hanns Heinz: Matthias Grünewald, Bielefeld (1913) [2]1921

Kehl, Anton: »Grünewald«-Forschungen, Neustadt a. d. Aisch 1964

ders.: ›Meister MGN, genannt Grünewald, gesehen nach den authentischen Dokumenten und dem gesicherten Werk‹ – Vortrag im Rathaussaal seiner Heimatstadt Aschaffenburg am 25. November 1983 und Predigt in der Aschaffenburger Sandkirche: ›Das Maria Schnee-Fest von Aschaffenburg und das Vesperbild in der Sandkirche‹, am 27. November 1983, Manuskript 16 S.

Keil, Gundolf: Seuchenzüge des Mittelalters. – In: Mensch und Umwelt im Mittelalter ... S. 109–128

ders. und Adelheid Platte: Zur Heilkunde im frühen Mittelalter. – In: Das Lorscher Arzneibuch ..., S. 11–22

Kerner, Charlotte: ›Alle Schönheit des Himmels‹. Die Lebensgeschichte der Hildegard von Bingen, Weinheim [3]1994

Kloss, Ernst: Ein verschollenes Bild Grünewalds. – In: Zeitschrift für bildende Kunst (Hg. Richard Graul), 60. Jg., Heft 12, Leipzig 1926 / 27, S. 286–288

Knapp, Fritz: Grünewald, Berlin / Leipzig [3]1937

Knappe, Karl Adolf: Art. Grünewald. – In: TRE 14, 1985, S. 280–284

Koegler, Hans: Kann ein Holzschnitt Hans Baldungs zur teilweisen Datierung von Grünewalds Isenheimer Altar dienen? – In: Monatshefte für Kunstwissenschaft, I. Jg, Leipzig 1908, S. 56–58

Kübler, Louis: Unterlinden – Museum zu Colmar, Colmar / Paris 1959

Lanckoronska, Maria: War Grünewald in Italien? Feige, Ölbaum und Dattelpalme als Indizien. – In: Frankfurter Allgemeine Zeitung vom 4. Oktober 1966, Nr. 230, S. 9

Lauts, Jan: Neuerwerbungen alter Meister 1966–1972. Staatliche Kunsthalle Karlsruhe, Karlsruhe 1973

Le retable d'Issenheim et la sculpture au nord des Alpes à la fin du Moyen Age. Actes du colloque de Colmar (2–3 Novembre 1987), réunis et présentés par Christian Heck, Colmar 1989

Le Saint Jacques de Gueberschwihr une sculpture bâloise du début du XVI siècle. Exposition-dossier Pantxika Béguerie, Musée d' Unterlinden, Colmar 1993

Lecoq-Ramond, Sylvie und Pantxika Béguerie: Das Unterlinden-Museum zu Colmar, Paris 1991

Legin, Philippe et Walther E. Schäfer: Lerse, Francois Chrétien. – In: Nouveau dictionnaire de biographie alsacienne, Fédération des Sociétés d'Histoire et d'Archéologie d'Alsace, Rédacteur en Chef: Jean-Pierre Kintz, Directeur de la publication: Jean-Claude Hahn, o. J., Nr 24, Leo à Lon, S. 2315.

Lerse, Franz: Anzeige der Gemählde und Statuen der ehemahligen Antonier Kirche zu Isenheim im Obern Elsaß, 1781. – In: Schmid II, 329–338 [s. u. Anhang (Anzeige Lerse)]; Zülch I, 386–390

Lücking, Wolf: Mathis. Nachforschungen über Grünewald, Berlin 1983

ders.: Grünewald – Der Stalburg-Altar, Berlin 1986

Luther, Henning: Subjektwerdung zwischen Schwere und Leichtigkeit – (Auch) eine ästhetische Aufgabe? – In: Von der Schwere Gottes und der Leichtigkeit des Seins, Arnoldshainer Protokolle 4 / 92, Hg. Dietrich Neuhaus, Schmitten 1992

Madauss, M. Martyria: Jesus vor Augen gemalt. Eine Betrachtung zum Isenheimer Altar, Darmstadt-Eberstadt 1972

Mâle, Émile: Die Gotik. Die französische Kathedrale als Gesamtkunstwerk, Stuttgart 1994[2]

Martin Luther und der Bauernkrieg. Eine urkundliche Darstellung. Hg. und mit einem Nachwort versehen von Wilhelm Wibbeling, Schlüchtern 1925

Martin Luther und die Reformation in Deutschland. Ausstellung zum 500. Geburtstag Martin Luthers. Veranstaltet vom Germanischen Nationalmuseum Nürnberg in Zusammenarbeit mit dem Verein für Reformationsgeschichte, Frankfurt 1983

Marquard, Reiner: Karl Barth und der Isenheimer Altar, Stuttgart 1995

ders.: Homiletik und theologische Ästhetik. Belastende und entlastende Aspekte zum Predigtgeschehen. – In: Praktische Theologie (von 1966–1993: Theologia Practica), Heft 3 / 1995, S. 211–219

Mayer, August L.: Matthias Grünewald, München 1920

Melanchthon, Philipp: Elementorum rhetorices libri II (Wittenberg 1531), Corpus Reformatorum 13, 1846, Sp. 413–506

Mellinkoff, Ruth: The devil at Isenheim. Reflections of Popular Belief in Grünewald's Altarpiece, California Studies in the History of Art, Discovery Series I, Univ. of California Press, Berkeley, Los Angeles, London 1988

Mensch und Umwelt im Mittelalter, Hg. Bernd Herrmann, Darmstadt 1986

Mischlewski, Adalbert: Die Antoniter und Isenheim. – In: Max Seidel, Mathis Gothart Nithart Grünewald. Der Isenheimer Altar, 1973, S. 256–266. 281–288 (vgl. auch Max Seidel, Der Isenheimer Altar von Mathis Grünewald, 1990, S. 102–109.118–121)

ders.: Gründzüge der Geschichte des Antoniterordens bis zum Ausgang des 15. Jahrhunderts (Unter besonderer Berücksichtigung von Leben und Wirken des Petrus Mitte de Caprariis). Bonner Beiträge zur Kirchengeschichte, Band 8, Köln / Wien 1976

ders.: Jean d'Orlier und die Umgestaltung der Antoniterkirche in Isenheim. – In: Le retable d'Issenheim ..., S. 122–128

ders.: Die Auftraggeber des Isenheimer Altars. – In: Grunewald et son OEvre ..., S. 15–26

Mittelstädt, Kuno: Matthias Grünewald, Berlin 1987

Mittig, Hans-Ernst: Dürers Bauernsäule. Ein Monument des Widerspruchs, Reihe Kunststück, hg. v. Klaus Herding, Frankfurt am Main, Juli 1984

Möhle, Hans: Der Isenheimer Altar, München 1948

Möller-Christensen, Vilhelm: Skelettreste vom Kloster Aebelholt. – In: Mensch und Umwelt im Mittelalter ... S. 129–139

Müller, Christian: Grünewalds Werke in Karlsruhe. Bildhefte der Staatlichen Kunsthalle Karlsruhe Nr. 10, Karlsruhe 1984

Müller, Peter: Wer aufbricht, kommt auch heim. Vom Unterwegssein auf dem Jakobsweg, Eschbach 1993

Naumann, Hans Heinrich: Das Grünewald-Problem und das neuentdeckte Selbstbildnis des 20jährigen Mathis Nithart aus dem Jahre 1475, Jena 1930

Niemeyer, Wilhelm: Matthias Grünewald, der Maler des Isenheimer Altars, Berlin 1921

Odenius, Oloph: Art. Birgitta. – In: RGG³ I. Band, 1957, Sp. 1299f

Oellermann, Eike: Hagenauers Retabel in Grünewalds Isenheimer Altar. – In: Le retable d'Issenheim ..., S. 149–158

Ohlmeyer, Albert: Krankenpflege und Gesundheitsregeln nach der Weisung St. Benedikts. – In: Das Lorscher Arzneibuch ..., S. 28–32

Pinder, Wilhelm: Der Isenheimer Altar des Mathis Gotthardt Neithardt (Matthias Grünewald), Bremen / Berlin 1940

ders.: Die deutsche Kunst der Dürerzeit, Leipzig ²1953

Reichenauer, Berta: Grünewald, Thaur / Wien / München 1992

Reinhardt, Hans: Les Notices du Collectionneur Balois Remy Faesch Mentionnant une Copie de l'autel d'Issenheim exécutée au XVI. Siècle. – In: Grunewald et son OEvre ..., S. 195–198

Rieckenberg, Hans Jürgen: Zum Namen und zur Biographie des Malers Matthias Grünewald. – In: FS Hermann Heimpel, Göttingen 1971, S. 741–758
ders.: Was sagen die historischen Quellen zur Frage nach dem Bildschnitzer des Isenheimer Altars?. – In: Le retable d'Issenheim ..., S. 118–119
Römpps Chemie Lexikon, Hg. J. Falbe und M. Regitz, Band 2, Stuttgart [9]1990
Rosenau, Hartmut: Art. Mystik III. – In: TRE 23, 1994, S. 581–589
Rueß, Paul: Unsere Liebe Frau von Stuppach. Eine mystische Farbendichtung von Matthias Grünewald, Bad Mergentheim 1934
Ruhmer, Eberhard: Matthias Grünewald. Die Gemälde. Vollständige Ausgabe. Mit zwei Essays von Joris-Karl Huysmans, Köln 1959
ders.: Grünewald. Die Zeichnungen. Gesamtausgabe, Köln 1970
ders.: Grünewalds Ausstrahlung im 16. und 17. Jahrhundert. – In: Grunewald et son OEvre ..., S. 173–186
ders.: Matthias Grünewald. Der Isenheimer Altar, München 1979
Sandrart, Joachim von: Teutsche Academie der edlen Bau-, Bild- und Mahlerey-Künste, Nürnberg, I. Teil 1675, II. Teil 1679. – Auszug in: Schmid II, S. 300–302; Zülch I, S. 382–385 [s. u. Anhang (Sandrart-Bericht)], Lücking I, S. 261–263.
Saran, Bernhard: Matthias Grünewald. Mensch und Weltbild, München 1972
ders.: Von der Macht des Wortes im Bild. – In: Max Seidel, Mathis Gothart Nithart Grünewald. Der Isenheimer Altar, 1973, S. 217–246.272–274 (vgl. auch Max Seidel, Der Isenheimer Altar von Mathis Grünewald, 1990, S. 80–97.113f)
Sarwey, Franziska: Grünewald-Studien. Zur Realsymbolik des Isenheimer Altars, hg. von Harald Möhring, Stuttgart 1983
Sayn-Wittgenstein, Franz Prinz zu: Fahrten ins Elsaß, München 1988
Scheible, Heinz: Philipp Melanchthon. Eine Gestalt der Reformationszeit, Karlsruhe 1995
Scheja, Georg: Der Isenheimer Altar, Köln 1969
Schmid, Heinrich Alfred: Die Gemälde und Zeichnungen von Matthias Grünewald. Erster Teil (Bildband), Straßburg 1907
ders.: Die Gemälde und Zeichnungen von Matthias Grünewald. Zweiter Teil (Textband), Straßburg 1911
ders.: Art. Grünewald. – In: Thieme-Becker, Allgemeines Lexikon der bildenden Künstler von der Antike bis zur Gegenwart, Bd 15, 1922, S. 134–137
Schmid Noerr, Friedrich Alfred: Wie Sankt Antonii Altar zu Isenheim durch Meister Matthis Grünewald errichtet ward. Ein Gespräch, Leipzig (1920) [2]1929
Schmitt, Pierre: Bibliographie de Grunewald 1924–1975. – In: Grunewald et son OEvre ..., S. 199–270
Schneider, Ernst und Franz Bayer: Stiftskirche Aschaffenburg, München und Zürich 6. Aufl. o. J.

Schneider, Friedrich: Mathias Grünewald und die Mystik. – In: Beilage zur Allgemeinen Zeitung, München 1904, S. 234f
Schubring, Paul: Matthias Grünewalds Isenheimer Altar zu Colmar, Leipzig o. J. (1911)
Schulze, Ingrid: Die Erschütterung der Moderne. Grünewald im 20. Jahrhundert, Leipzig 1991
Schwerdtfeger, Regina Elisabeth (unter Mitwirkung von Friedhelm Jürgensmeier, Wilhelm Jung, Burkard Keilmann, Paul Schotes, Norbert Schweikert): Kirche auf dem Weg. Das Bistum Mainz. 3. Frühe Neuzeit, Strasbourg 1993
Seidel, Max: Mathis Gothart Nithart Grünewald. Der Isenheimer Altar. Max Seidel Fotos und Bildgestaltung. Texte von H. Geissler, B. Saran, J. Harnest, A. Mischlewski. Vorwort von O. Bihalji-Merin, Stuttgart 1973
ders.: Grünewald. Der Isenheimer Altar. Text von Christian Baur, Stuttgart 1983 (Sonderausgabe 1988)
ders.: Der Isenheimer Altar von Mathis Grünewald. Texte von Heinrich Geissler, Bernhard Saran, Joseph Harnest, Adalbert Mischlewski. Vorwort von Oto Bihalji-Merin, Stuttgart 1990
Sittler, Lucien: Der Isenheimer Altar des Meisters Mathis genannt Grünewald, Colmar o. J. (1957?)
ders.: Der Isenheimer Altar, Ein Begleitheft zu sieben Lichtbildserien mit insgesamt 42 Dias, Freiburg 1972
Stadt im Wandel. Kunst und Kultur des Bürgertums in Norddeutschland 1150–1650, hg. v. Cord Meckseper, Band 1, Stuttgart – Bad Cannstatt 1985
Spath, Emil: Geheimnis der Liebe. Der Isenheimer Altar von Matthias Grünewald, Freiburg 1991
ders.: Der dritte Meister des Isenheimer Altar-Retabels Desiderius Beychel. – In: Cahiers Alsacien d'Archeologie d'Art et d'Histoirie, Societe pour la Conservation des Monuments historiques d'Alsace, Tomme XXXVIII, Strasbourg 1995, S. 207–220
Stange, Alfred: Deutsche Spätgotische Malerei 1430–1500, Die Blauen Bücher, Königstein im Taumus 1965
Sterling, Charles: Grünewald vers 1500–1505. – In: Grunewald et son OEvre ..., S. 127–144
Strieder, Peter: Deutsche Malerei der Dürerzeit. Die Blauen Bücher, Königstein im Taunus 1966
Suckale, Robert: Art. Mystik und Kunst. – In: TRE 23, 1994, S. 592–597
ders.: Reflexionen zur Rekonstruktion der Apostelpredella des Isenheimer Retabels. – In: Le retable d'Issenheim ..., S. 174–177
Testori, Giovanni und Piero Bianconi: Klassiker der Kunst. Das Gesamtwerk von Grünewald. (Einführung: Giovanni Testori; Wissenschaftlicher Anhang: Piero Bianconi), Mailand 1972

Thöne, Friedrich: Lucas Cranach der Ältere, Die Blauen Bücher, Königstein im Taunus, 1965
Vogt, Adolf Max: Grünewald. Mathis Gothart Nithart. Meister gegenklassischer Malerei, Zürich / Stuttgart 1957
Vogt, Helmut: Das Bild des Kranken, München 1969
Waas, Adolf: Die Bauern im Kampf um Gerechtigkeit. 1300–1525, München 1964.
Waetzoldt, Wilhelm: Deutsche Kunsthistoriker, Bd 1: Von Sandrart bis Rumohr, Berlin 1986[3]
ders.: Deutsche Kunsthistoriker, Bd 2: Von Passavant bis Justi, Berlin 1986[3]
Walter, Joseph: La Merveille et le Mystère du retable d'Issenheim du Maître Mathias Grünewald au Musée des »Unterlinden« à Colmar, Colmar 1920
Weismantel, Leo: Die höllische Trinität. Roman, München 1943
Weixlgärtner, Arpad: Grünewald. Vorwort von Erwin Panofsky. Bibliographischer Anhang von Otto Kurz, 114 Bilder, davon 6 farbige, Wien / München 1962
Wickersheimer, Ernest: ›Ignis sacer‹ – Bedeutungswandel einer Krankheitsbezeichnung – In: Ciba-Symposium Band 8, Heft 4, Oktober 1960, S. 160–169
Willerding, Ulrich: Landwirtschaftliche Produktionsstrukturen im Mittelalter. – In: Mensch und Umwelt im Mittelalter ... S. 244–256
Winzinger, Franz: Art. Grünewald. – In: Kindlers Malerei Lexikon, Bd II, 1965, S. 785–803
Woltmann, Alfred: Geschichte der deutschen Kunst im Elsass, Leipzig 1876
Zinke, Detlef: Augustinermuseum. Gemälde bis 1800, Freiburg 1990
Zucker, M.: Dürers Stellung zur Reformation, Erlangen 1886
Zülch, Walter Karl: Der historische Grünewald. Mathis Gothardt-Neithardt, München 1938
ders.: Grünewald. Mathis Gothardt-Neidhardt, München [2]1949
ders.: Grünewald. Mathis Neithardt genannt Gothart, Leipzig 1954
ders.: Das Selbstbildnis M. N. – In: Pantheon, Bd. III, 1929, S. 222f

Register

Ortsregister

Namenregister